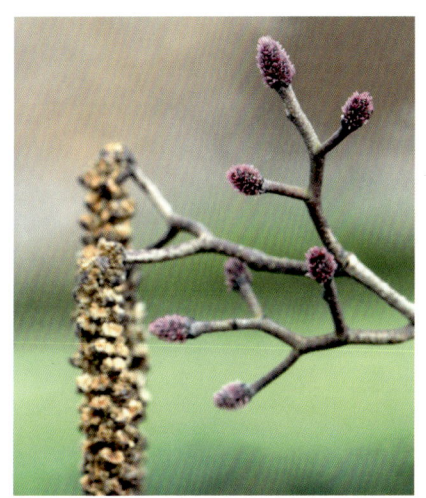

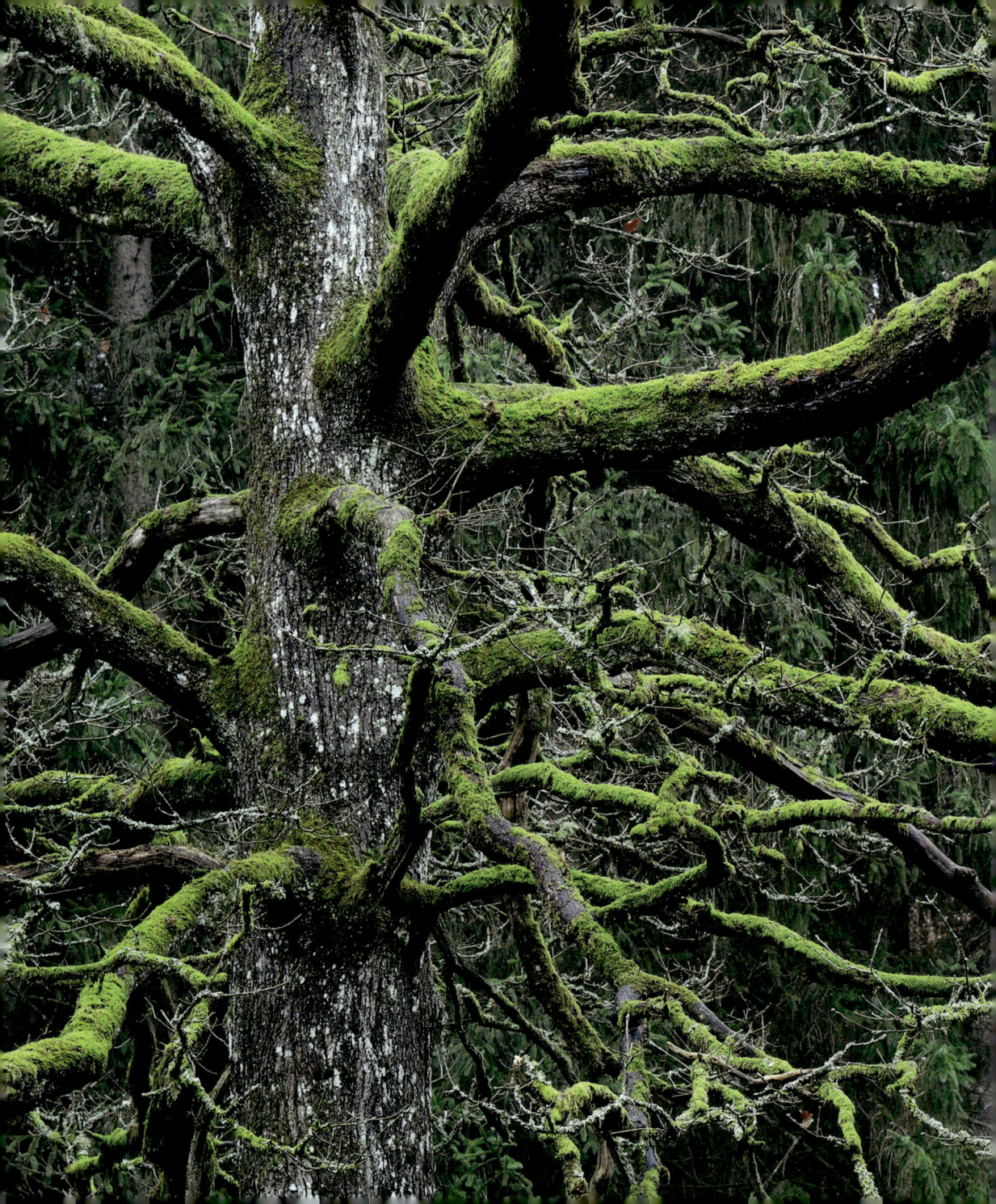

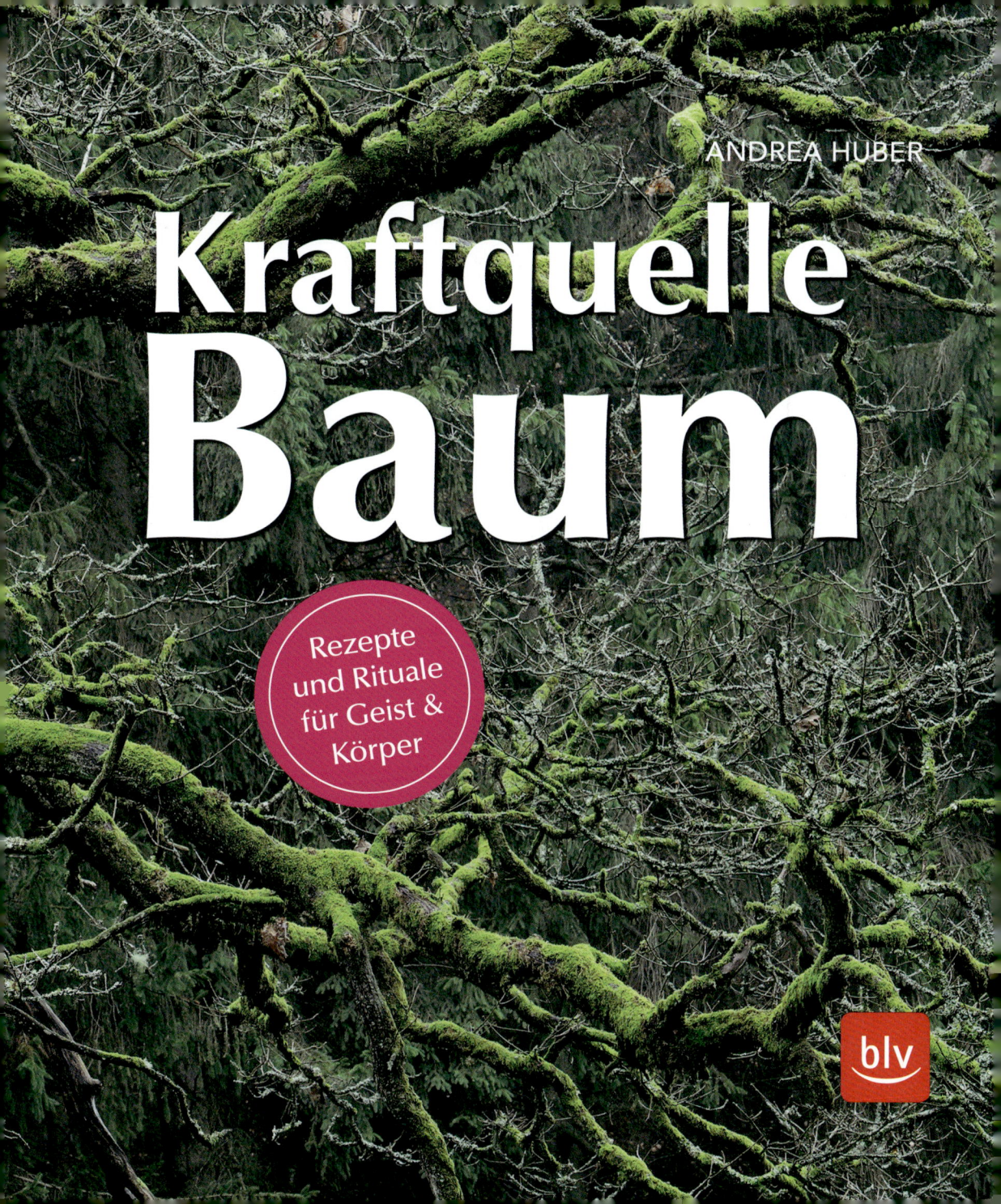

ANDREA HUBER

Kraftquelle
Baum

Rezepte
und Rituale
für Geist &
Körper

blv

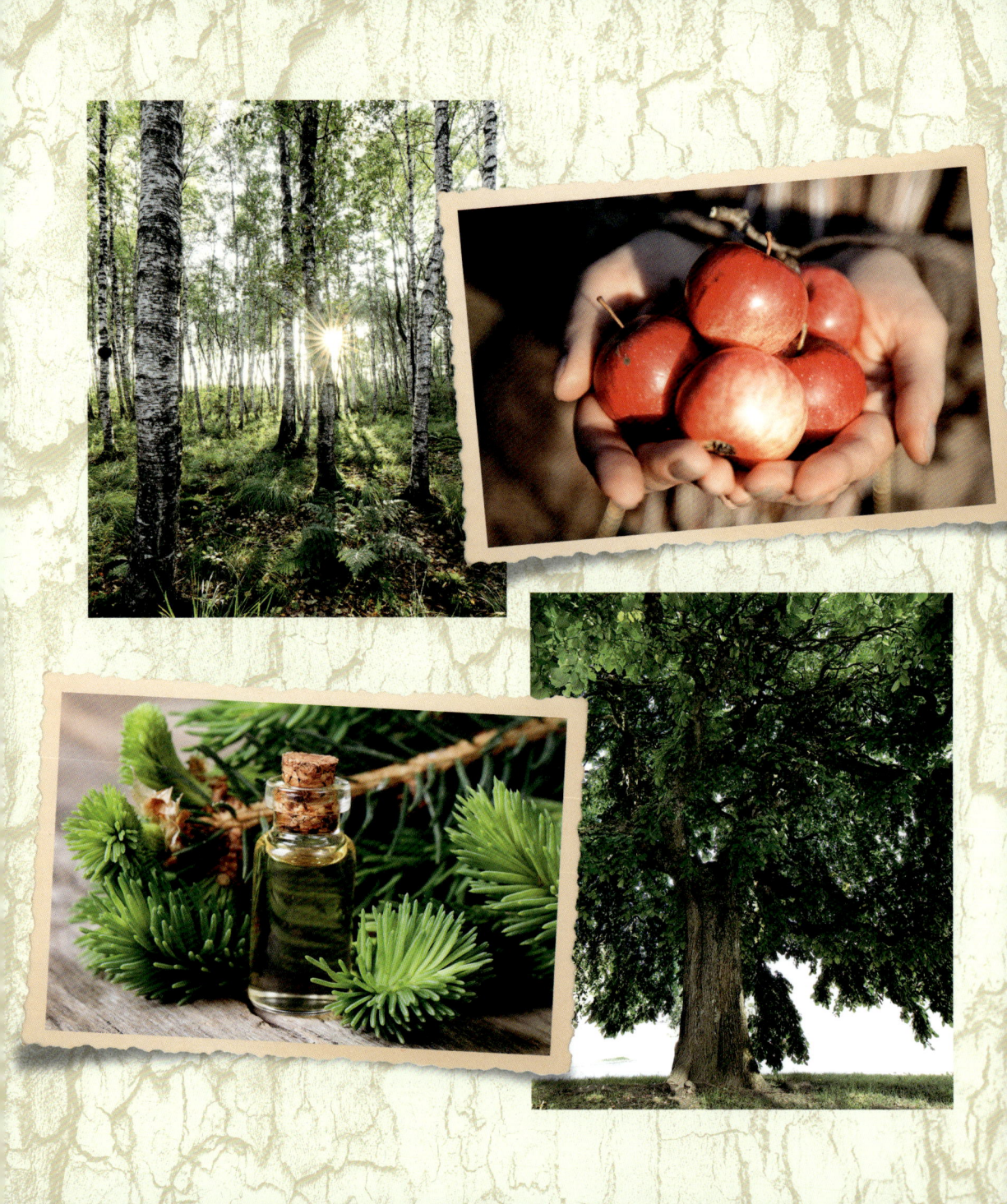

Inhalt

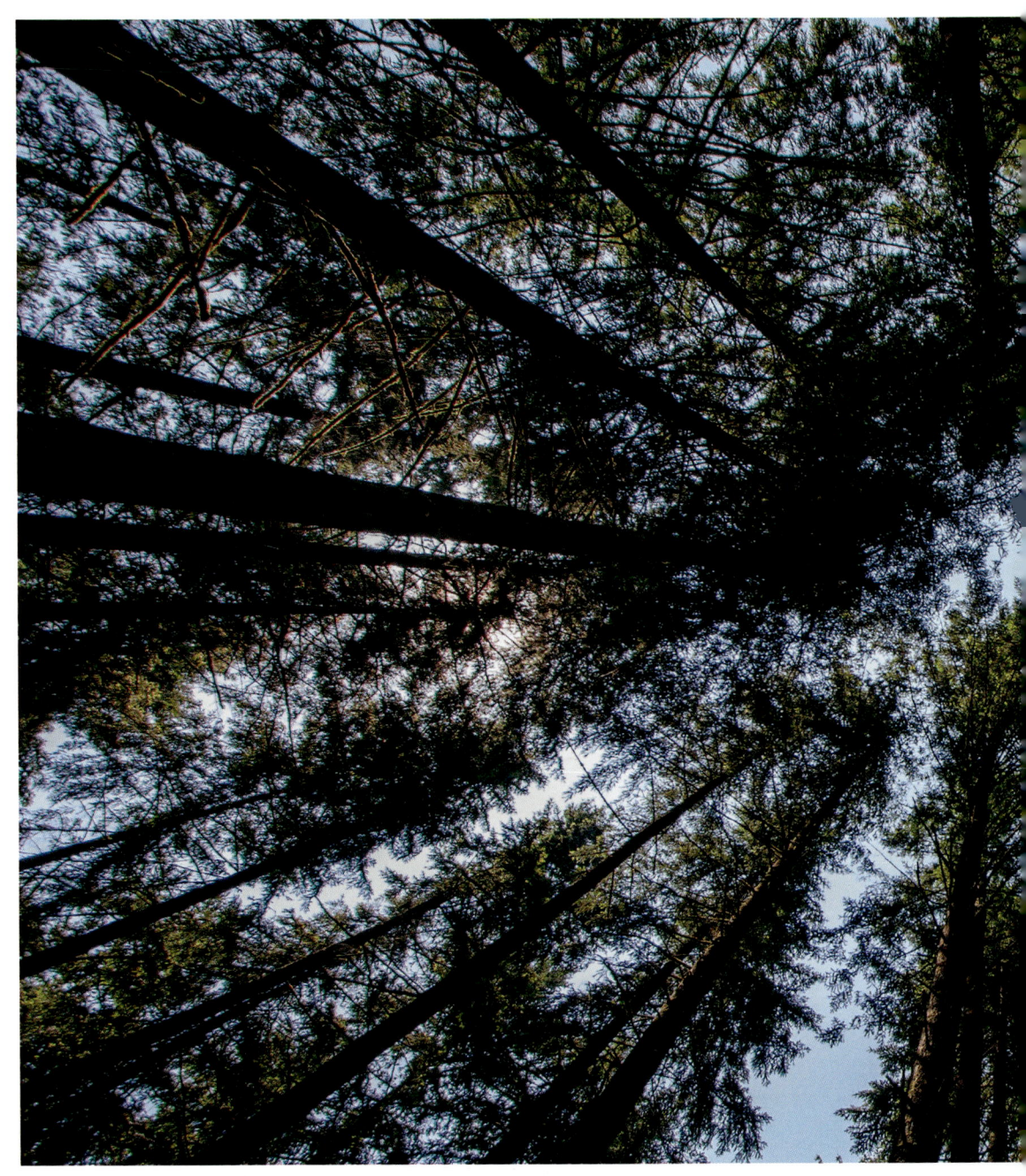

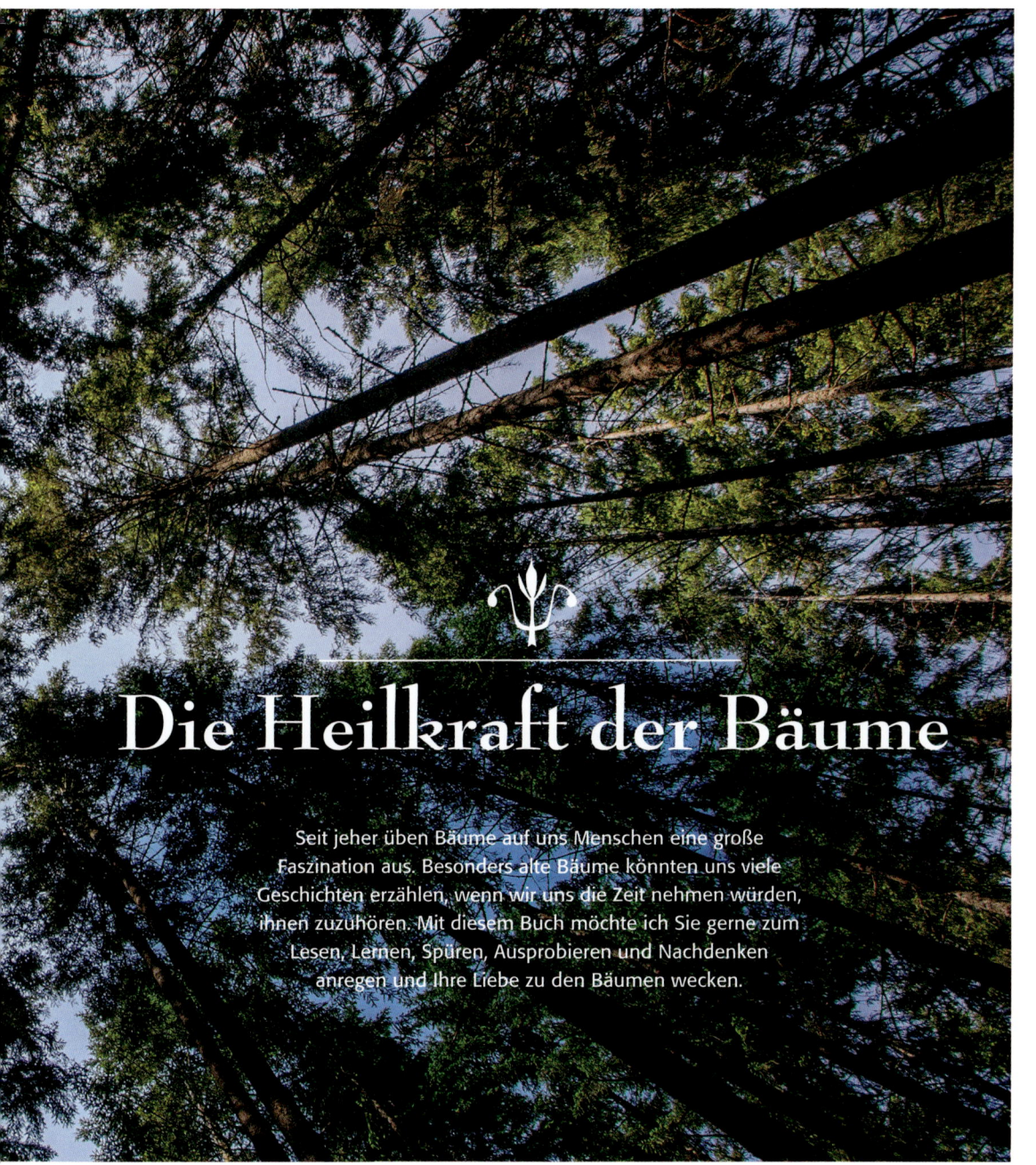

Die Heilkraft der Bäume

Seit jeher üben Bäume auf uns Menschen eine große
Faszination aus. Besonders alte Bäume könnten uns viele
Geschichten erzählen, wenn wir uns die Zeit nehmen würden,
ihnen zuzuhören. Mit diesem Buch möchte ich Sie gerne zum
Lesen, Lernen, Spüren, Ausprobieren und Nachdenken
anregen und Ihre Liebe zu den Bäumen wecken.

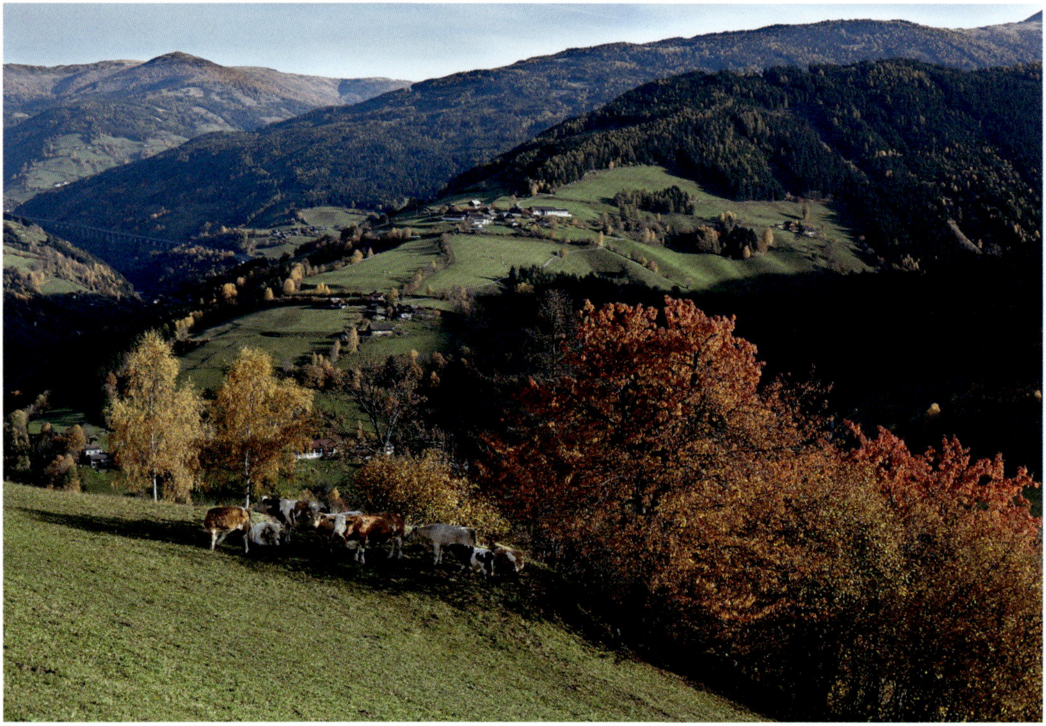

Meine Freundschaft mit den Bäumen

Als ich anfing, mir Gedanken über den Inhalt dieses Buches zu machen, dachte ich darüber nach, wie lange meine Liebe zu den Bäumen schon besteht. Und siehe da, die Reise führte mich bis in meine Kindheit zurück.

Früher haben meine Eltern, meine Schwester und ich jeden Sommer viele Tage auf der Leppner Alm verbracht. Die Leppner Alm gehört zur Gemeinde Irschen, die im Oberen Drautal des österreichischen Bundeslandes Kärnten liegt. Während wir uns zu Hause in unserem gewohnten Leben nicht einfach mit unseren Freundinnen irgendwo im Dorf herumtreiben

durften, hatten wir auf der Alm ganz andere Freiheiten. Auf der Leppner Alm gab es schon damals mehrere Hütten und daher immer jede Menge Kinder. Gleich nach dem Frühstück ging es hinaus. Die Almwiesen und angrenzenden Wälder waren unser Spielplatz. Viele Stunden verbrachten wir unter Bäumen und Büschen, am Bach und auf der Wiese. Hier gab es keinen Blick auf die Uhr. Mama hatte eine Trillerpfeife, mit der sie uns zur Essenszeit zurück in die Hütte beorderte. Kurz danach waren wir schon wieder draußen unterwegs. Oft kamen wir erst in der Dämmerung nach Hause. Besonders gerne spielten wir auch bei Vollmond auf der Wiese.

Egal, ob wir Verstecken spielten, Ritter und Burgfräulein oder Indianer und Cowboy waren, die Bäume dienten uns als Versteck und die Waldwege als Reiseroute. Waldlichtungen waren unsere Burgen, Schlösser, Forts und Indianerdörfer. Mit Fichtenzapfen grenzten wir unser Territorium ab und die restlichen Requisiten erschuf unsere Fantasie. Da wurde aus einem besonders großen Stein ein Thron und ein allein stehender Baum diente als Marterpfahl. Ja, das war wirklich eine schöne Zeit.

Bäume: faszinierend und inspirierend

Als meine Schwester und ich älter wurden, haben sich natürlich auch unsere Interessen geändert. Neue Erfahrungen, das Berufsleben und die eigene Familie brachten zahlreiche andersartige Aufgaben und Aktivitäten mit sich, die unbeschwerte Zeit war vorbei.

Jetzt habe ich das große Glück, mit meinem Mann Martin und unseren Kindern Manuel und Daniela neben Wiese und Wald zu wohnen. Egal, aus welchem Fenster ich blicke, überall kann ich Bäume sehen. Früher waren der Wald und die Bäume für mich eine einzige Spielwiese, sie beflügelten meine Fantasie und ich fühlte mich unbeschwert und unendlich frei. Doch auch heute noch haben die Bäume für mich eine ganz besondere Ausstrahlung, sie faszinieren mich und ich betrachte sie gerne im Wandel der Jahreszeiten – ich beobachte, wie sie Wind und Wetter trotzen, stetig vor sich hinwachsen und Nahrung und Schutz für Mensch und Tier bieten. Fast täglich bin ich draußen unterwegs, manchmal werde ich auf meinen ausgedehnten Spaziergängen in der Natur von unserem Kater Tiger begleitet.

Mit diesem Buch möchte ich gerne Ihre Lust wecken, sich beim nächsten Spaziergang oder beim nächsten Ausflug in die Natur die Zeit zu nehmen und sich das Wunder Baum einmal näher zu betrachten. Vielleicht finden Sie ja auch Ihren Lieblingsbaum und beobachten ihn für ein ganzes Jahr.

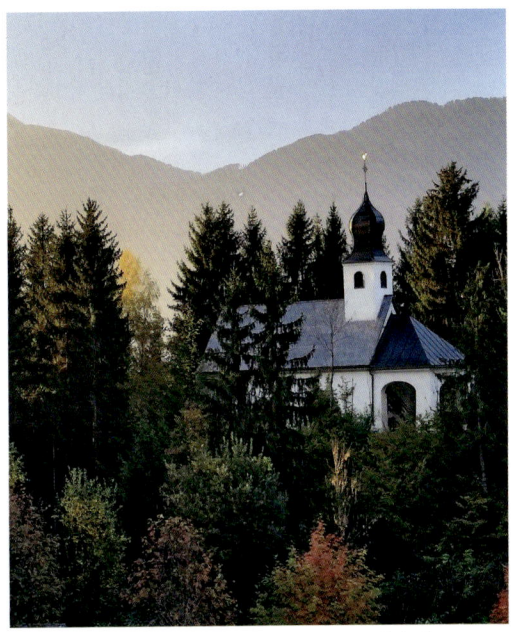

Das kleine Kirchlein von Sankt Johann ist wahrhaft ein Kraftort. Hier habe ich bereits als Kind sehr viel Zeit mit meiner Großmutter Franziska verbracht.

Sie erleben dabei mit ihm gemeinsam die ständige Veränderung und den Wandel der Jahreszeiten. Manchmal tut es ganz gut, sich auf etwas vollkommen Neues einzulassen und dabei eher auf die »innere Stimme« zu hören, frei von jeder Beeinflussung von außen.

Das mag jetzt vielleicht für Sie ein bisschen eigenartig klingen, aber neue Ideen sprudeln bei mir immer draußen in der Natur und ich habe schon manche, für mich wichtige Entscheidung bei einem Waldspaziergang getroffen. Probieren Sie es doch einfach einmal aus und lassen sich von der Natur inspirieren!

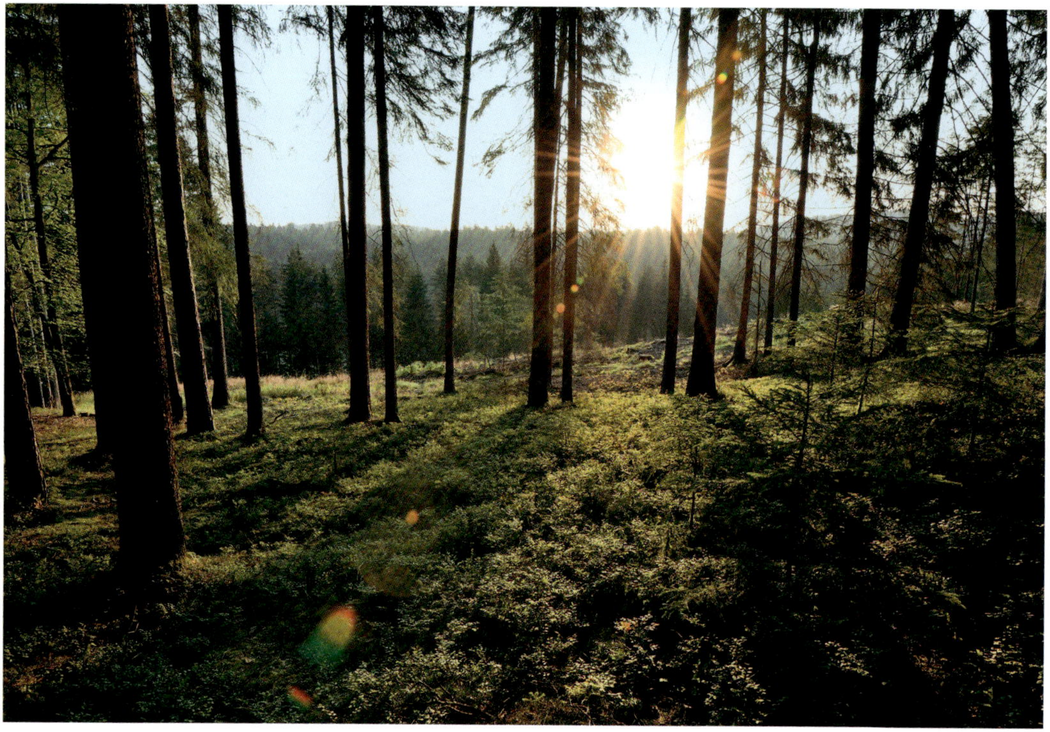

Von Bäumen und Menschen

Seit jeher waren Bäume für uns Menschen von großer Bedeutung. Für unsere Vorfahren, die als wandernde Völker durch das Land zogen, bot der Wald nicht nur Heimat und Schutzraum, sondern auch Nahrung, Kleidung, Brennholz und Material für Gebrauchsgegenstände. Das gesamte Leben spielte sich im Wald ab. Die Menschen waren Jäger und Sammler und hatten ihr Auskommen mit dem, das die Natur für sie bereithielt.

Später wurden die Menschen sesshaft, sie bauten Dörfer und Städte und nutzten den Wald hauptsächlich zur Beschaf-

fung von Bau- und Brennmaterial. Als Ernährer spielte der Wald keine allzu große Rolle mehr. Stattdessen wurden Äcker angelegt und Haustiere gehalten. Die Nahrungsversorgung sowie die Wohnsituation verbesserten sich und die Bevölkerungszahlen stiegen um ein Vielfaches an.

Durch den vermehrten Kahlschlag der Wälder, die Urbarmachung der Natur und die Waldbeweidung durch Kühe, Schafe, Ziegen und Schweine wurde der Wald immer weiter zurückgedrängt und dezimiert. Es kam zu einer Zeit großer Holzknappheit.

Der Wald als Einkommensquelle

Um der Holzknappheit entgegenzuwirken, wurde aufgeforstet. Der Baum der Wahl war die Fichte. Sie ist schnellwüchsig und unkompliziert, bietet einen guten und konstanten Holzertrag und gedeiht sowohl im Flachland als auch in großen Höhen. Zu dieser Zeit entstanden in den Wäldern große Fichtenmonokulturen, die heute noch einen Großteil unserer Landschaft prägen.

Die Aufforstung mit Fichten hat allerdings nicht nur Vorteile: Fichten sind als Flachwurzler anfälliger für Stürme. So werden immer wieder viele Hektar Wald vernichtet, wenn es einen größeren Sturm, große Nassschneemengen, einen Eisregen oder Ähnliches gibt. Daraufhin sinkt der Holzpreis und in Folge dessen auch das Einkommen der Landwirte, deren Wälder zerstört wurden. Zudem müssen sie nun dafür sorgen, dass der Wald wiederhergestellt wird. Und das ist mit sehr viel Einsatz verbunden.

Der Wald als Arbeitsplatz

Bei einem Waldspaziergang macht sich keiner Gedanken darüber, wie viel Arbeit ein gut bewirtschafteter Wald mit sich bringt. Bäume, die vom Borkenkäfer befallen sind, werden gefällt und abtransportiert, Schneebruch ist aufzuräumen. Für die Holzernte ist gerade im Alpengebiet meist der Einsatz von Holzerntemaschinen notwendig, Forststraßen für die Holzabfuhr müssen errichtet werden u. v. m.

Besonders viel Arbeit steckt im Aufforsten einer abgeholzten Waldfläche. Mehrere Jahre lang müssen die frisch gepflanzten Bäume kontinuierlich von Gestrüpp und Farnkraut befreit werden, damit sie genügend Platz und Licht zum Wachsen haben. Im Herbst werden sie gegen Wildverbiss gestrichen und im nächsten Frühjahr beginnt die Arbeit wieder aufs Neue. Hat der Jungwald eine beträchtliche Höhe erreicht, wird ausgelichtet, damit die Bäume sich gut entfalten können.

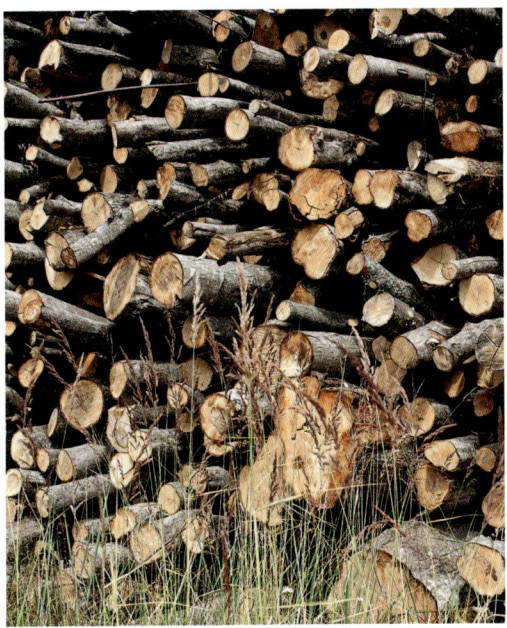

Das Brennholz für heimelige Winterabende am Kachelofen kommt bei vielen Familien aus der Alpenregion noch direkt aus dem eigenen Waldgrundstück.

Der Wald als »Sparbuch«

Ein gut bewirtschafteter Wald ist viel wert. Früher merkte ich das an der Tatsache, dass die älteren Bauern bei uns auf dem Land mit der Holzernte immer sehr gespart haben. Das Brennholz für den Winter wurde aus dem Wald geholt, aber der Rest blieb, wo er war. Nur wenn größere Ausgaben anstanden, wurde das Holz gehackt. Ich kann mich daran erinnern, wie mein Großvater und der Nachbar sich einmal über einen anderen Bauern aus dem Dorf unterhalten haben, der im Wald eine größere Menge Holz gefällt hatte. Sie waren sich einig: »Der wird wohl das Geld notwendig brauchen.«

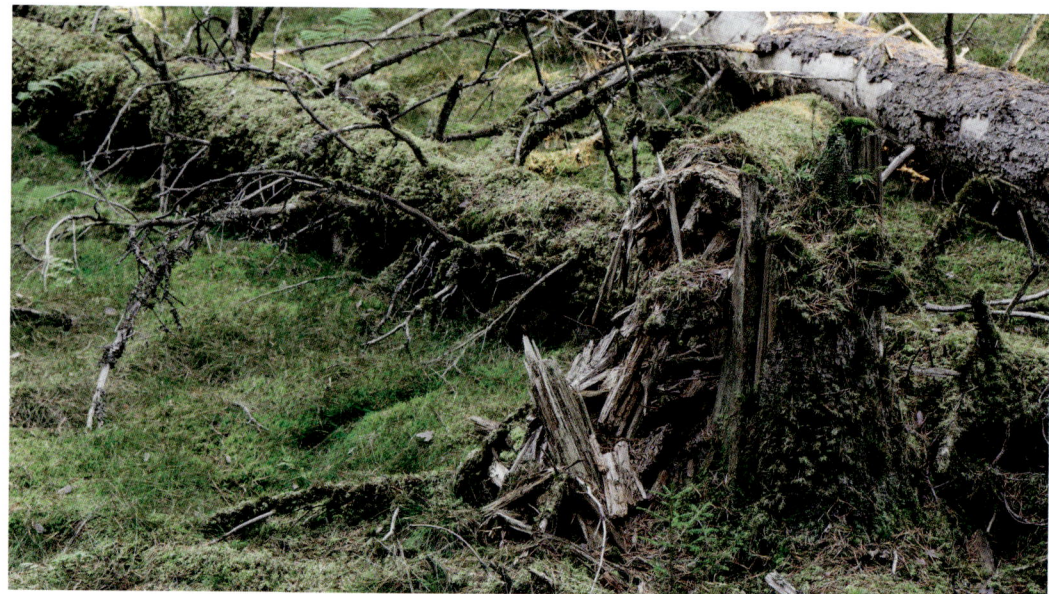

Bei meinen Spaziergängen im Wald finde ich hin und wieder alte, abgestorbene Bäume. Es dauert viele Jahre, bis daraus kostbare Erde entsteht, die wieder Nährstoffe für neue Bäume bildet. Doch bis dahin bietet er Wohnraum für Baumpilze und Moose.

Im Moment erfreut sich das Bauen mit Holz und Holzelementen größter Beliebtheit. Immer mehr Menschen schätzen das Wohnklima eines Holzhauses. Wer einmal ein paar Tage in einem alten Bauernhaus aus Massivholz verbracht hat, kennt den Unterschied. Nicht alles, was früher war, ist überholt. Manche alte Handwerkstechnik oder manch verwendetes Material erlebt heute wieder eine Renaissance.

Auch als Brennmaterial wird Holz wieder vermehrt geschätzt. Vorbei sind die Zeiten, in denen hauptsächlich auf Gastherme und Ölheizung gesetzt wurde, immer öfter werden Heizungen auf Hackschnitzel oder Pellets umgestellt. Es fängt ein langsames Umdenken an, nachwachsende Rohstoffe gewinnen wieder an Wert.

Der Wald als Inspirationsquelle

Ein anderer, für den Menschen wichtiger Aspekt ist der Erholungswert des Waldes. Der Wald gilt als grüne Lunge, da er ständig neuen Sauerstoff produziert. Ein Spaziergang im Wald ist ein Jungbrunnen für unseren Körper. Alle Zellen reichern sich mit Sauerstoff an, das Gehirn wird besser durchblutet, die ätherischen Öle, die wir im Wald durch die Atemluft aufnehmen, wirken sich positiv auf unser Gemüt aus und das Grün in der Natur beruhigt unseren Geist.

Besonders für gestresste Menschen ist ein Waldspaziergang ein geeigneter Ausgleich. Der Kopf wird frei und der ganze Körper beginnt sich zu entspannen.

Für kreative Einfälle kann der Wald auch als Inspirationsquelle dienen. Wenn ich ein paar Minuten durch den Wald laufe, wird mein Verstand meist erfreulich ruhig. Dehne ich meinen Waldspaziergang aus, schießen mir immer mehr Ideen durch den Kopf. Da kann es schon einmal vorkommen, dass ich aus dem Wald mit vielen neuen Inspirationen zurückkomme. Das funktioniert auch beim Schreiben. Komme ich mit einem Kapitel nicht weiter, schalte ich meinen PC ab und gehe in den Wald. Nach einem längeren Spaziergang weiß ich meistens, wie der Text weitergehen kann oder was zu ändern ist. Wobei es in meinem speziellen Fall sicherlich hilfreich ist, dass das Thema meines Buches und mein Lieblingsort identisch sind – die Bäume und der Wald.

Von Beeren und Pilzen

Das Sammeln von Beeren und Pilzen hat sich in der jüngsten Vergangenheit zu einem regelrechten Trend entwickelt. In Südösterreich ist in den letzten Jahren ein wahrer »Schwammerltourismus« ausgebrochen. Italienische Familien verbringen ihren Urlaub bei uns in Kärnten und reisen mit dem Kofferraum voller Pilze wieder nach Hause zurück. Viele von ihnen finanzieren sich durch den Verkauf der getrockneten Pilze sogar den Urlaub.

Um diesem Raubbau vorzubeugen, sind die Sammelgesetze verschärft worden. Bei einzelnen Pilzen gibt es begrenzte Sammelzeiten, ebenso ist die tägliche Sammelmenge pro Person nun genau geregelt. Bergwacht und Polizei kontrollieren diese Gesetze. Nicht selten beschlagnahmen sie große Mengen an Pilzen. Diese werden dann an Seniorenheime und Krankenhäuser in der Umgebung abgegeben, die sich zumindest am Anfang der Pilzsaison sehr drüber freuen.

Was eifrige Pilzsammler nicht wissen oder missachten: Durch das übermäßige Sammeln wird das natürliche, unterirdische Pilzgeflecht im Wald gestört. Das kann sich auch auf das Wachstum der Bäume und Waldpflanzen negativ auswirken,

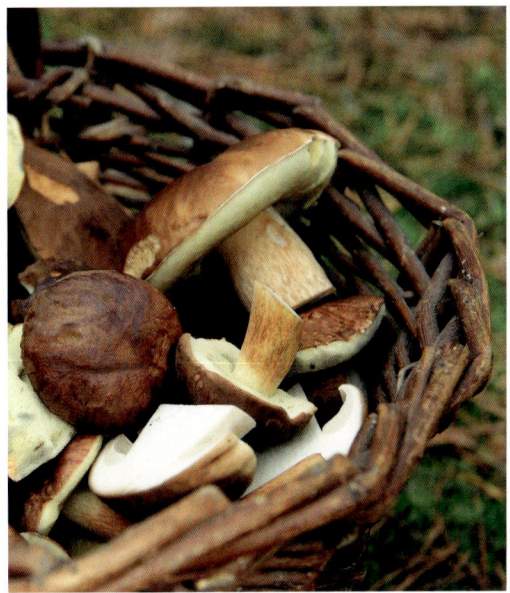

Was gibt es Leckeres als ein gutes Schwammerlgulasch mit Polenta oder Semmelknödel und Salat?

denn das Geflecht aus Pilzmyzel und Mikroorganismen zieht sich durch die gesamte Bodenschicht und bildet die Voraussetzung für das gesamte Wachstum auf Erden.

Zum Nachdenken

Da unsere Familie selbst ein Stück Wald besitzt, habe ich gelernt, den Wald nicht für selbstverständlich anzusehen. Begebe ich mich in einen fremden Wald – und das ist ja meist so –, achte ich das Eigentum anderer. Jede Waldparzelle und jeder Forstweg hat einen Eigentümer. Und fremdes Eigentum sollte respektiert werden. Ich versuche mich immer so zu verhalten, wie ich es auf dem eigenen Grund und Boden auch von anderen Menschen erwarten würde.

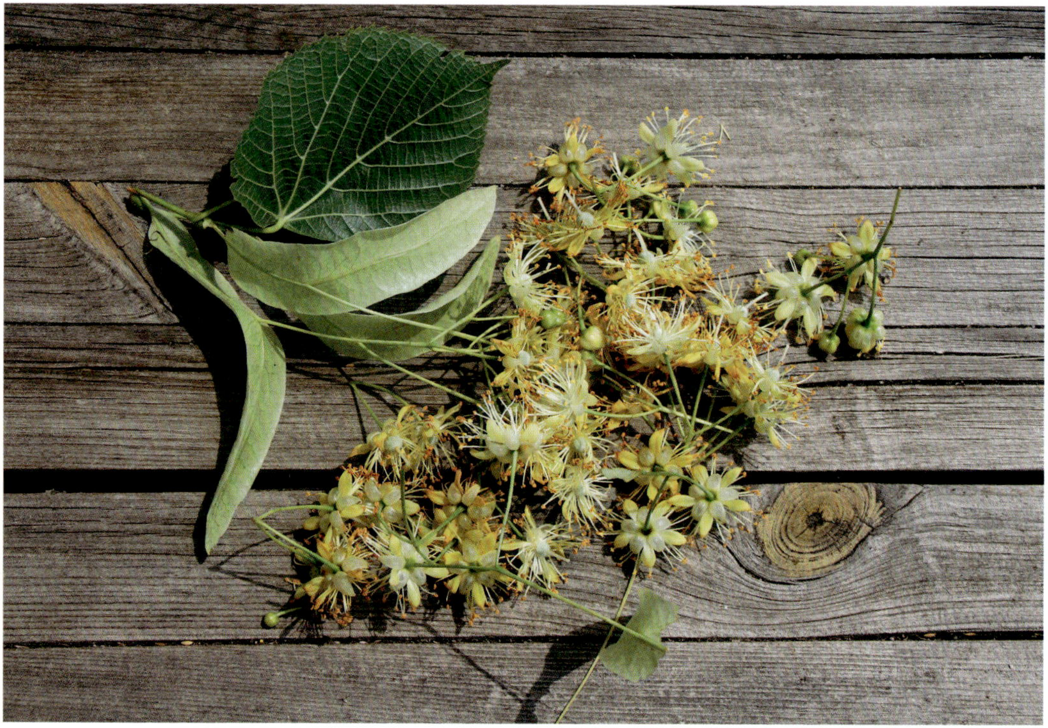

Vom Sammeln und Ernten

Bevor uns das Erntefieber packt, möchte ich gerne noch ein paar wichtige Informationen über das richtige Sammeln und Ernten weitergeben. Für mich persönlich ist der achtsame Umgang mit den Schätzen der Natur wohl die wichtigste Regel beim Sammeln von Knospen, Blüten, Blättern, Samen, Rinde und Wurzeln. Ich versuche immer so zu sammeln, dass ich keinerlei Spuren hinterlasse, nehme von jeder Pflanze nur sehr wenig, damit diese weiterleben kann.

Im Laufe der Jahre habe ich festgestellt, dass wir gar keine Vorräte in großen Mengen anlegen müssen, da die Natur zu jeder Jahreszeit für uns sorgt. Wer im Rhythmus der Jahreszeiten lebt, findet das ganze Jahr über Heilkräftiges von Bäumen und Sträuchern. Im Frühling können wir uns über frische Blätter, Triebe und erste Blüten freuen. Das zieht sich bis in den Sommer. Auch die verschiedenen Früchte reifen nach und nach: Von den Wildkirschen im Frühsommer bis zu den Hagebutten, Schlehen und Nüssen im Herbst werden wir von der Natur reich beschenkt. Im Winter geben uns die Bäume ihre Rinde und ihre Knospen, wovon wir wieder bis in den Frühling zehren können. Und so schließt sich der Kreis und die Vegetation beginnt aufs Neue.

Praktische Sammeltipps

Eine genaue Kenntnis der Bäume und Sträucher ist notwendig, damit keine giftigen Beeren und Pflanzen gesammelt werden. Hier bietet es sich an, sich dieses Wissen vorher mithilfe von Bestimmungsbüchern, Waldführungen oder durch die Begleitung eines Kräuterkundigen anzueignen.

Sammelort und Erntezeitpunkt

Die Stellen, an denen ich sammle, suche ich sehr genau aus. Ich nehme keine Pflanzen neben Straßen und Eisenbahnlinien, sammle nicht in Naturschutzgebieten und beachte das Eigentum anderer. Schönes und trockenes Wetter ist der beste Zeitpunkt zum Sammeln, denn dann haben die Pflanzen den größten Gehalt an hochwertigen Inhaltsstoffen. Hat es geregnet oder ist das Pflanzengut noch feucht vom Tau, kann es bei nicht sachgemäßer Weiterverarbeitung oder Lagerung verderben. Außerdem werden die Pflanzenteile im jungen Zustand gesammelt, bevor sie zur vollständigen Reife gelangen. Zu dieser Zeit sind sie am wirksamsten.

Transport und Weiterverarbeitung

Das gesammelte Gut kommt in einen Korb, eine Stoff- oder Papiertasche. Plastik verwende ich nicht, da es das Pflanzenmaterial ersticken lässt. Zu Hause werden die Blätter und Blüten sortiert und zum Trocknen ausgelegt oder gleich weiterverarbeitet. Mit Ausnahme der Wurzeln sollte man das Pflanzenmaterial nicht waschen. Es ist daher schon während des Sammelns darauf zu achten, nur gesunde und saubere Pflanzenteile zu ernten. Zum Trocknen werden die Pflanzen großflächig auf Trockengestellen, Leintüchern oder in Schachteln ausgelegt und bei Raumtemperatur oder im Dörrapparat (nicht über 40 °C) getrocknet. Wenn das Pflanzengut durchgetrocknet ist, wird es in Papiersäckchen oder lebensmittelechten Dosen abgefüllt und beschriftet. Diese sollte man den ganzen Winter über in regelmäßigen Abständen über-

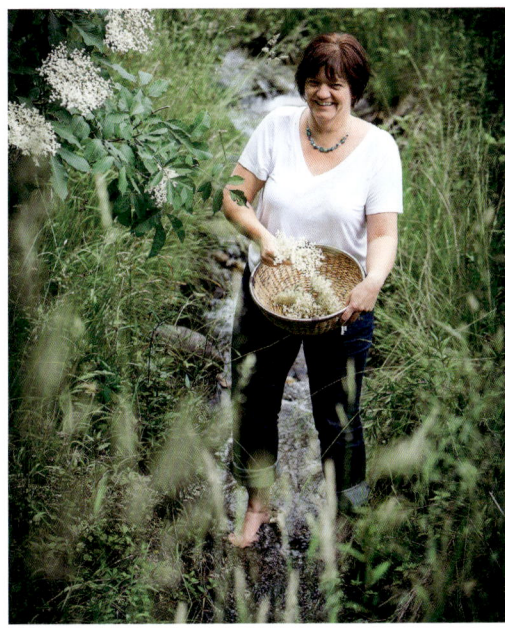

Um die besten Holunderblüten zu finden, streife ich manchmal meine Schuhe ab und steige in das kalte, klare Wasser des ein oder anderen Bächleins.

prüfen, um den Befall durch die Dörrobstmotte zu vermindern. Ist in einzelnen Säckchen oder Dosen bereits ein Befall sichtbar, muss der gesamte Inhalt entsorgt werden, um ein Übergreifen auf die restliche Trockenware zu verhindern.

Das frische oder getrocknete Baummaterial lässt sich zu vielen Anwendungen weiterverarbeiten. Man kann Speisen, Tees, Cremes und Räuchermischungen herstellen oder Sole, Mazerat, Tinktur, Oxymel, Sirup, Essenz, Baumwein etc. Sobald der Frühling ins Land zieht und die neue Ernte bevorsteht, verarbeitet man die gesammelten Reste vom Vorjahr zum Beispiel zu entspannenden Waldkissen und Badezusätzen.

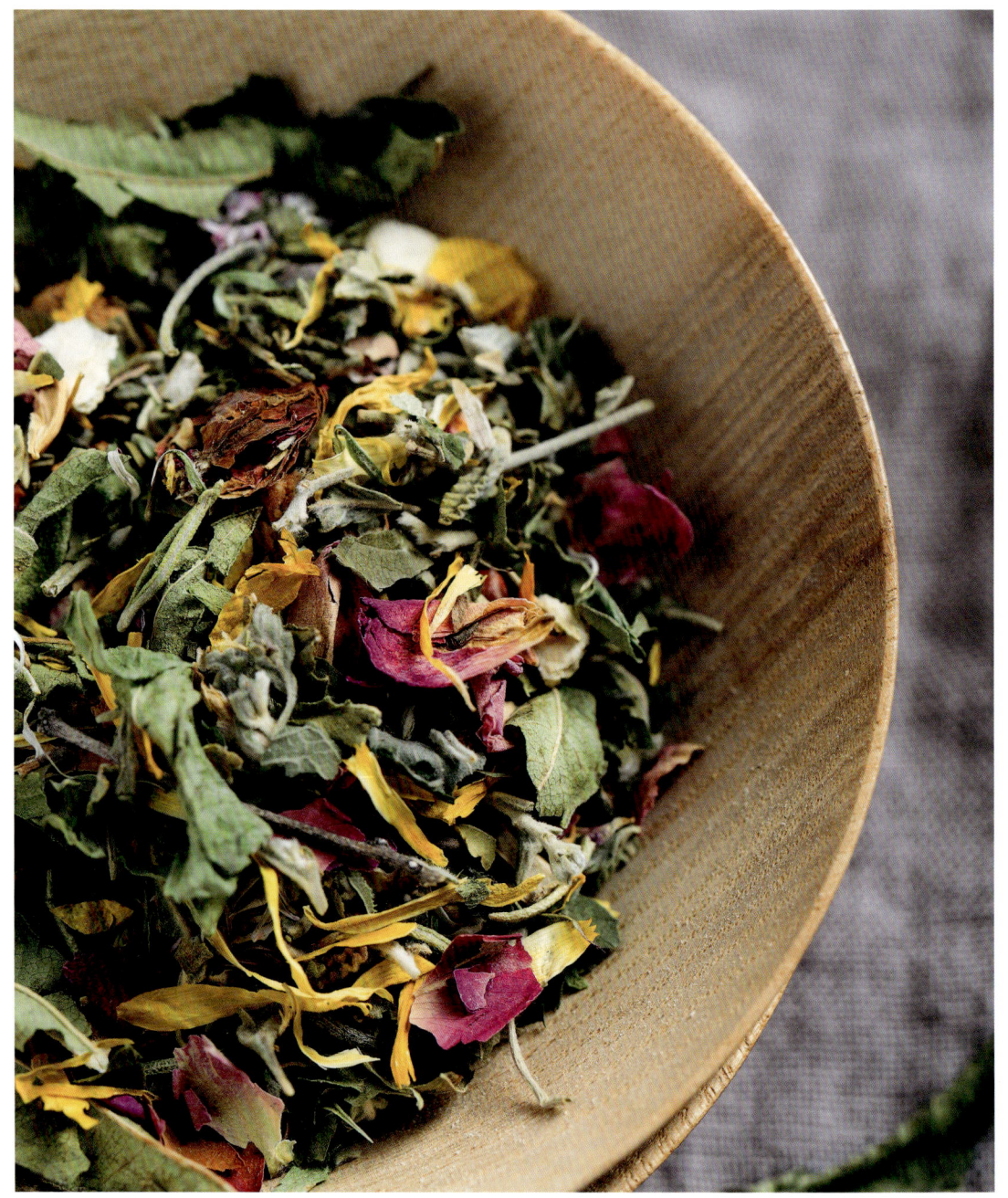

Sammelliste verwendeter Baumteile

Baum/Strauch	Knospe	Blüten	Blatt Nadeln Triebe	Früchte Zapfen Samen	Baumsaft	Harz	Holz	Rinde
Ahorn	✳	✳	✳	✳	✳		✳	✳
Apfelbaum	✳	✳	✳	✳			✳	✳
Berberitze	✳	✳	✳	✳				✳
Birke	✳		✳		✳		✳	✳
Birne	✳	✳	✳	✳			✳	✳
Buche	✳		✳	✳			✳	✳
Eberesche	✳	✳	✳	✳			✳	
Eiche	✳		✳	✳			✳	✳
Erle	✳		✳	✳			✳	✳
Esche	✳		✳	✳			✳	✳
Fichte			✳	✳		✳	✳	✳
Hasel	✳	✳	✳	✳			✳	✳
Holunder	✳	✳	✳	✳			✳	✳
Hundsrose	✳	✳	✳	✳				
Kiefer			✳	✳		✳	✳	✳
Kirsche	✳	✳	✳	✳		✳	✳	✳
Kornelkirsche	✳	✳	✳	✳				✳
Lärche	✳	✳	✳			✳	✳	✳
Linde	✳	✳	✳	✳			✳	✳
Pappel	✳		✳				✳	✳
Pflaume	✳	✳	✳	✳		✳	✳	✳
Quitte	✳	✳	✳	✳				✳
Rosskastanie	✳	✳	✳	✳			✳	✳
Schlehdorn	✳	✳	✳	✳			✳	✳
Tanne			✳	✳		✳	✳	✳
Ulme	✳		✳				✳	✳
Wacholder			✳	✳			✳	✳
Walnuss	✳	✳	✳	✳			✳	✳
Weide	✳		✳	✳			✳	✳
Weißdorn	✳	✳	✳	✳			✳	✳
Zirbe			✳	✳		✳	✳	✳
Zypresse			✳	✳			✳	

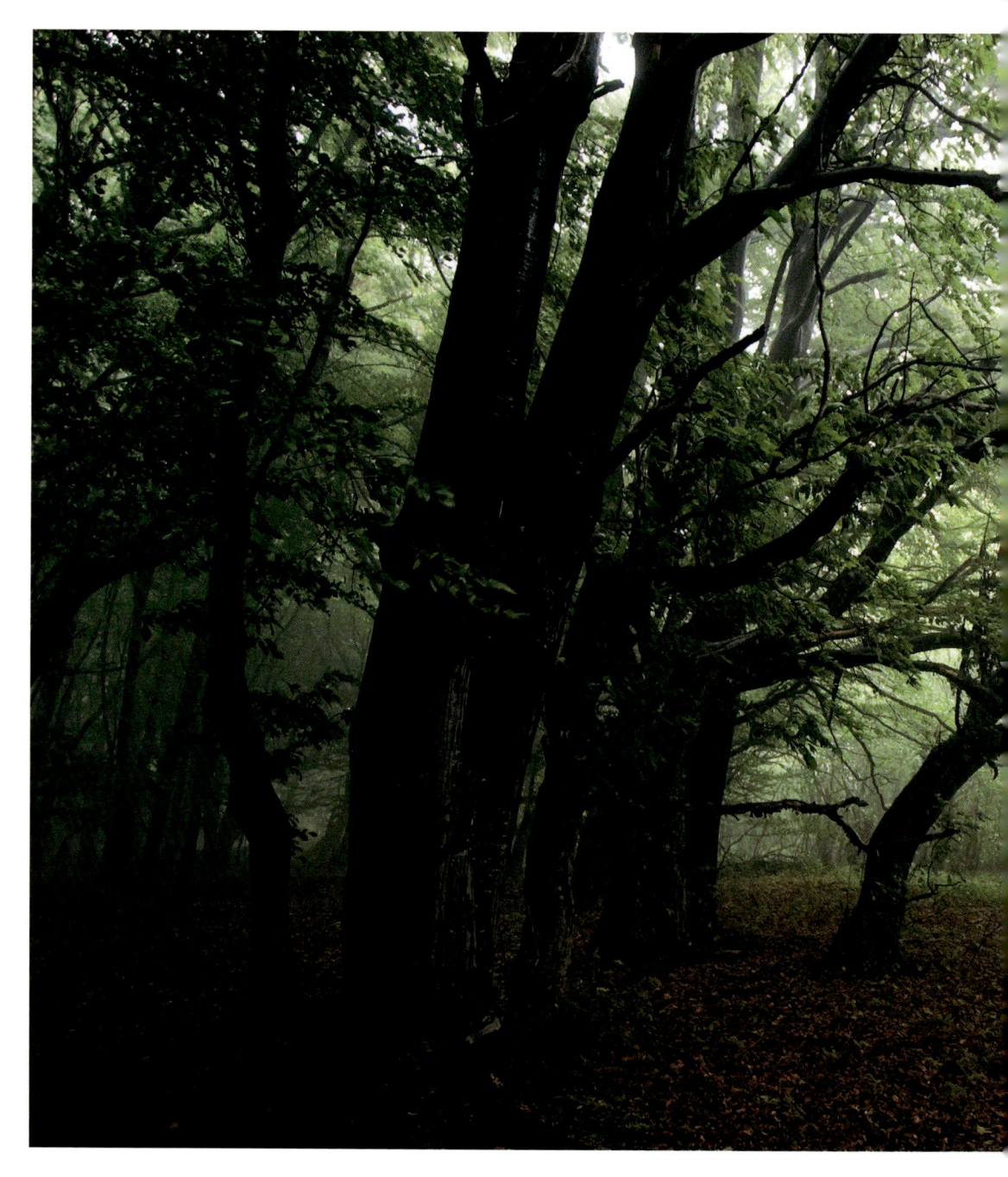

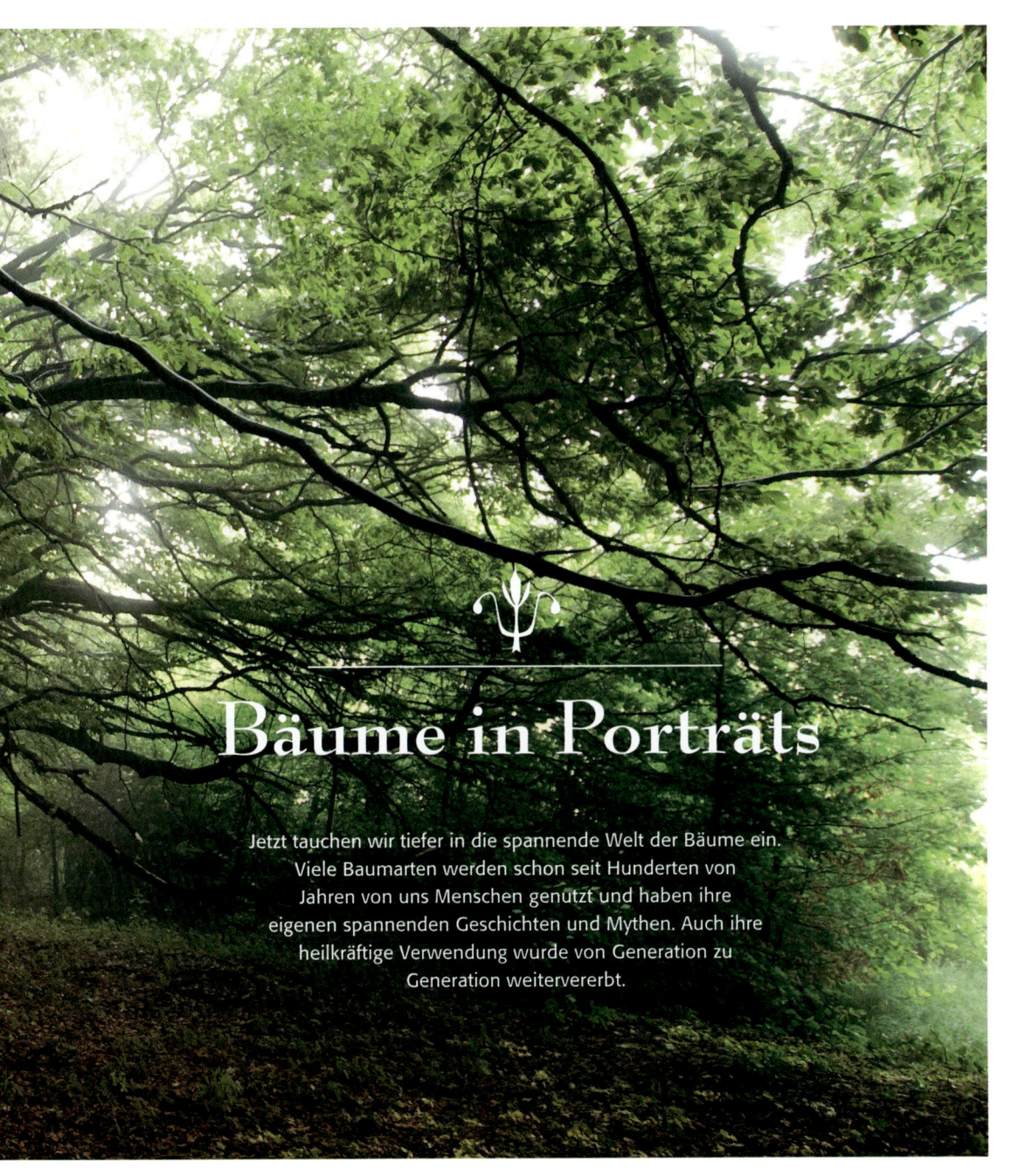

Bäume in Porträts

Jetzt tauchen wir tiefer in die spannende Welt der Bäume ein.
Viele Baumarten werden schon seit Hunderten von
Jahren von uns Menschen genutzt und haben ihre
eigenen spannenden Geschichten und Mythen. Auch ihre
heilkräftige Verwendung wurde von Generation zu
Generation weitervererbt.

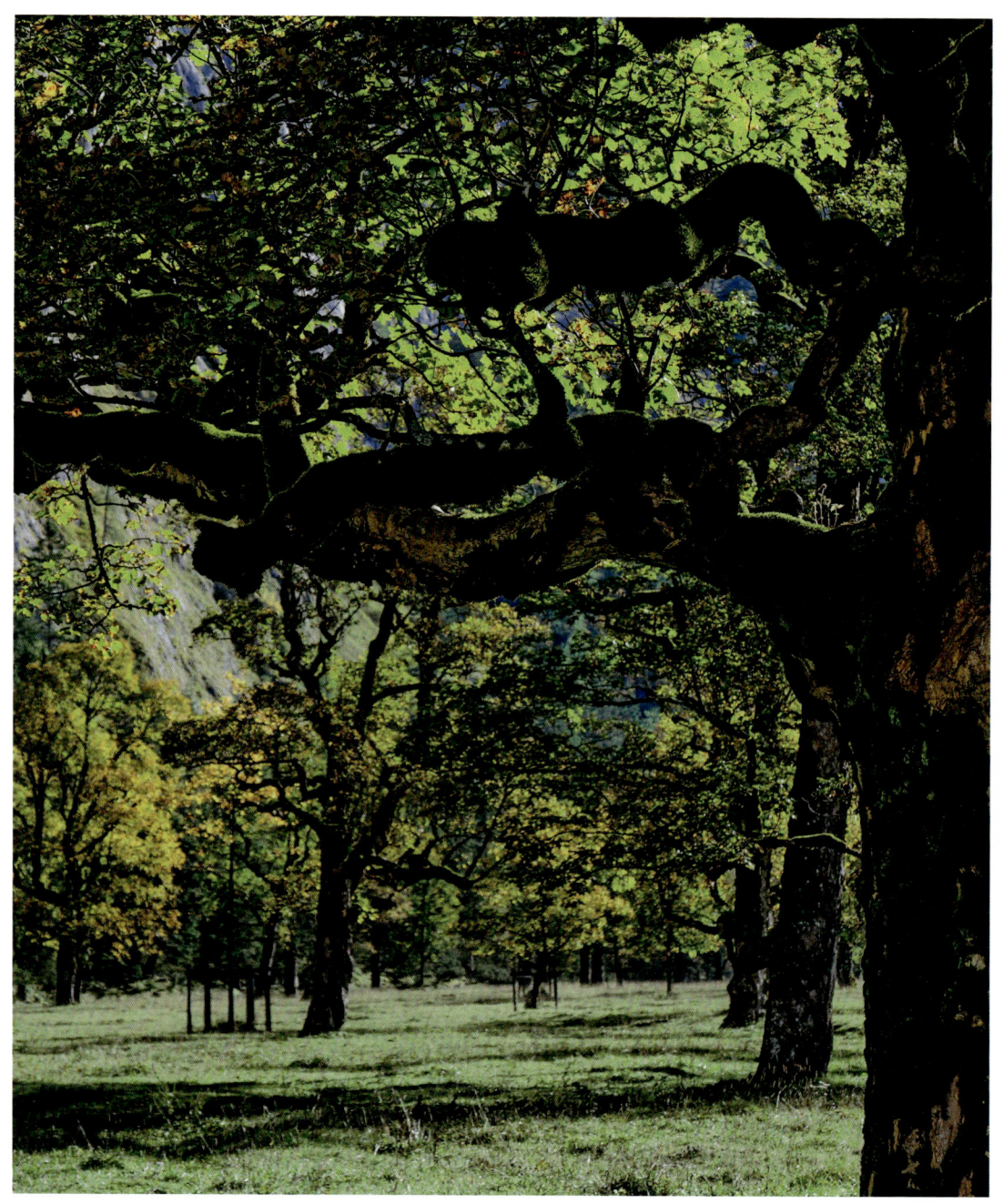

Der Ahorn

Baum der Harmonie und Leichtigkeit

Der Name Ahorn leitet sich vom indogermanischen »aker« ab, was so viel wie spitz oder scharf bedeutet. In der Volksheilkunde ist der Ahorn *(Acer)* als Maßholder, Weißarle, Urle, Acher, Asche, Bergäsche oder Leinbaum bekannt. Weltweit gibt es über 150 Ahorn-Arten. Die größten Arten können bis zu 20 Meter hoch werden. Im April und Mai trägt der Ahorn gelb-weiße, herabhängende Blüten, die sich im Laufe des Sommers in Flügel verwandeln. Als Kind haben wir sie immer Hubschrauber genannt, weil sie so wunderschön im Herbstwind tanzen können.

Seine gleichmäßige Krone und die besondere gelbe und rote Laubfärbung im Herbst machen den Ahorn zu einem beliebten Baum für Gärten und Parkanlagen. Wer an den »Indian Summer« denkt, hat sofort die Bilder von Kanada im Herbst im Kopf: Berge, Seen, unberührte Landschaften und bunte Ahornbäume soweit das Auge reicht. Kein Wunder, dass die kanadische Flagge das Ahornblatt als Symbol abbildet.

Mythen und Geschichten

Archäologische Ausgrabungen belegen, dass bereits bei den ersten menschlichen Pfahlbausiedlungen Pflöcke aus Ahornholz verwendet wurden. Heute findet das helle, feingemaserte Holz im Innenausbau seinen Platz. Es wirkt besonders gut in der Schlichtheit moderner Möbel. In Notzeiten wurden früher die Blätter des Ahorns zerkleinert, eingestampft und wie Sauerkraut vergoren, oder sie kamen als Tierfutter zum Einsatz.

Der Ahorn gehört zu den sieben kosmischen Bäumen. Er wird dem Donnerstag zugeordnet und ist Jupiter geweiht. Zu

Johanni (24. Juni) haben die Menschen einst Ahornzweige an Fenster und Türen gesteckt, um unerwünschte Geister und Hexen fernzuhalten. Den Germanen diente der Ahorn als Symbol für Freiheit und Frieden und manch Friedenspakt wurde unter einem Ahorn geschlossen. Die Japaner schätzen den Ahorn als Baum der Leichtigkeit und der Freiheit des Seins. Auch in China wird er verehrt. Alleine die unzähligen Züchtungen des chinesischen Spitz- und Fächerahorns lassen uns immer wieder aufs Neue staunen.

Heilkräftige Anwendungen und Rezepte

Schon im »Papyrus Ebers«, einem medizinischen Papyrus aus dem alten Ägypten, gibt es erste Hinweise auf die Heilwirkung des Ahorns. Er wirkt kühlend, beruhigend und abschwellend und wird daher bei Fieber und Schwellungen,

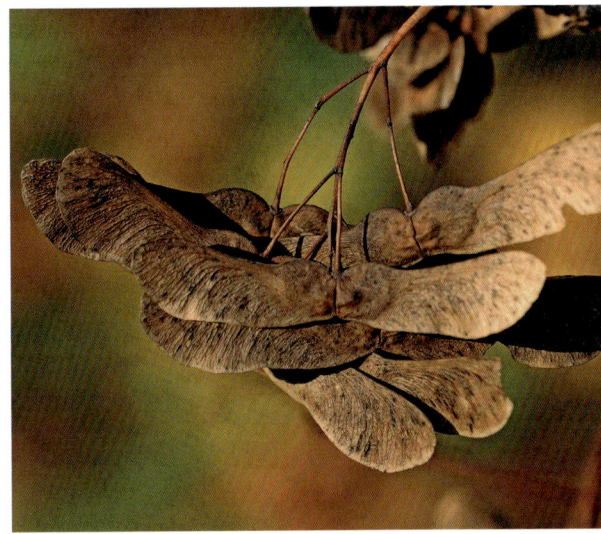

Wie kleine Hubschrauber treiben im Herbst die geflügelten Samen des Ahorns im Wind und verbreiten sich über große Gebiete, um neue Bäume entstehen zu lassen.

Entzündungen, Insektenstichen, überhitzter Haut und Augenentzündungen eingesetzt. Dafür wird das gequetschte Blatt verwendet oder ein Bad bereitet. Zur Pflege entzündeter und trockener Haut, die zu einem Spannungsfühl neigt, wird der Ahorn ebenso gerne verwendet. In Deos entfalten die Blätter ihre desodorierende und kühlende Wirkung.

Ein Sonnentee aus Ahorn hilft hitzigen Menschen, ihr Temperament zu zügeln oder einen kühlen Kopf zu bewahren. Verräuchert wirken Blätter, Blüten und Rinde des Ahorns besänftigend sowie stresslösend. Vielleicht wäre das eine passende Zutat für eine häusliche Räuchermischung?

Beruhigender Ahorn-Sonnentee

....

5–6 Ahornblätter (eventuell auch Ahornblüten),
Quellwasser, 1 Glasschüssel, Sonnenschein

1 Die Glasschüssel bis ungefähr zur Hälfte mit Quellwasser füllen und die Ahornblätter sowie eventuell auch die Ahornblüten ins Wasser legen.

2 Die mit Ahornblättern und -blüten gefüllte Schüssel in die Sonne stellen. Nach etwa 1 Stunde die Blätter und Blüten wieder entfernen und den Tee genießen.

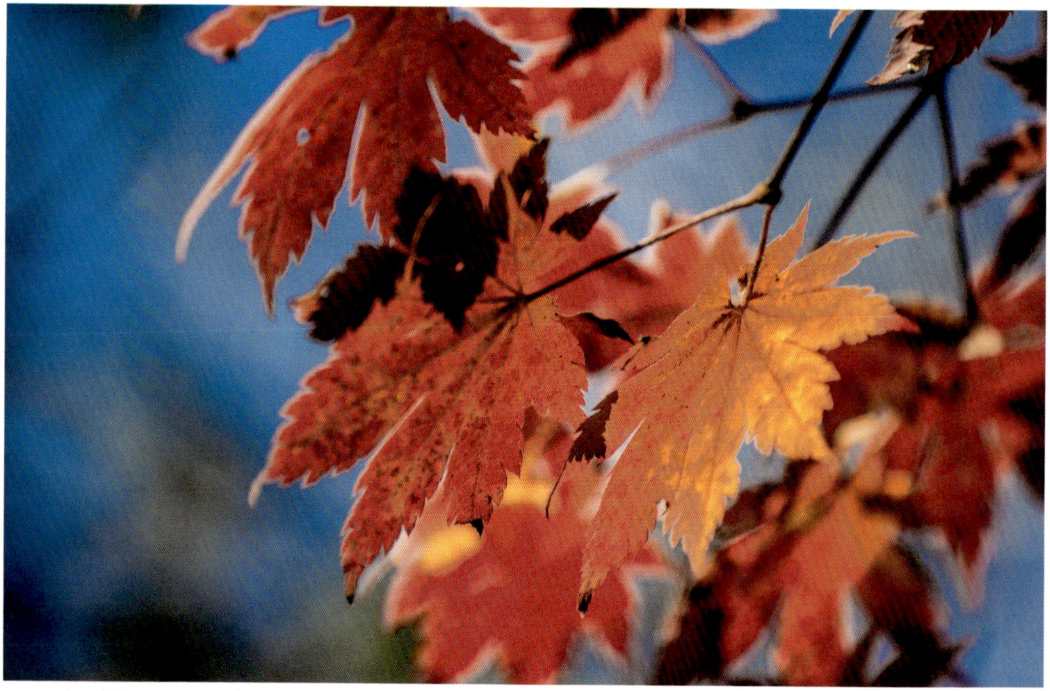

Im Herbst färben sich die Blätter des Ahorns in den schönsten Farben. Gemeinsam mit vielen anderen Laubbäumen erfreuen sie noch einmal unser Auge, bevor sie abfallen und ihren natürlichen Lebenskreislauf beenden.

Stärkender Ahornessig

1 Handvoll Ahornblüten und -blätter, 1 EL bunter Pfeffer,
500 ml Apfelessig

1 Die Ahornblätter klein schneiden und mit den Ahornblüten und dem Pfeffer in ein heiß ausgespültes Schraubglas füllen.

2 Mit Apfelessig übergießen und zuschrauben. Den Essig
für 14 Tage ziehen lassen. Täglich schütteln.

3 Nun den Essig abseihen und in eine dunkle Flasche
füllen.

Tipps: Der Essig eignet sich zum Verfeinern von Salaten
und Würzen von Aufstrichen. Dieses Rezept schmeckt auch
gut mit jungen Buchenblättern.

Erfrischendes Ahorn-Deo

5–6 Ahornblätter, 100 ml Wasser, 1 TL Natron,
5 Tropfen ätherisches Grapefruitöl,
5 Tropfen ätherisches Limettenöl

1 Ahornblätter klein schneiden und mit kochendem Wasser
übergießen. Zudecken und abkühlen lassen. Den Ahorntee
abseihen.

2 Natron in eine Sprühflasche geben und ätherisches Öl
langsam hinein tropfen. Mit Ahorntee aufgießen und gut
schütteln.

Tipp: Neben dem frischen Duft der ätherischen Zitrus-
öle eignen sich auch Blütendüfte wie Rosengeranie, Neroli
und Lavendel für die Herstellung von fein riechenden
Deos.

Pflegendes Hautöl

150 ml Aprikosenöl, 10 mittelgroße Ahornblätter,
15 Tropfen Sandelholzöl

1 Die Blätter klein schneiden, in eine Schüssel geben und
mit dem Aprikosenöl übergießen. Die Schüssel im Wasserbad für ca. 30 Min. erwärmen, das Öl auskühlen lassen.

2 Die Blätter abseihen und das Ahornöl in eine dunkle Flasche füllen. Das Sandelholzöl dazugeben und verschließen.

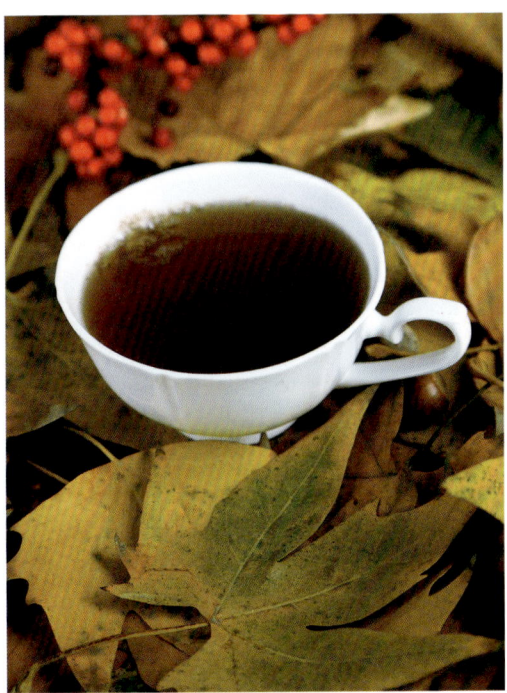

Ahorn-Sonnentee wirkt harmonisierend und stimmungs-
aufhellend auf unseren gesamten Organismus.

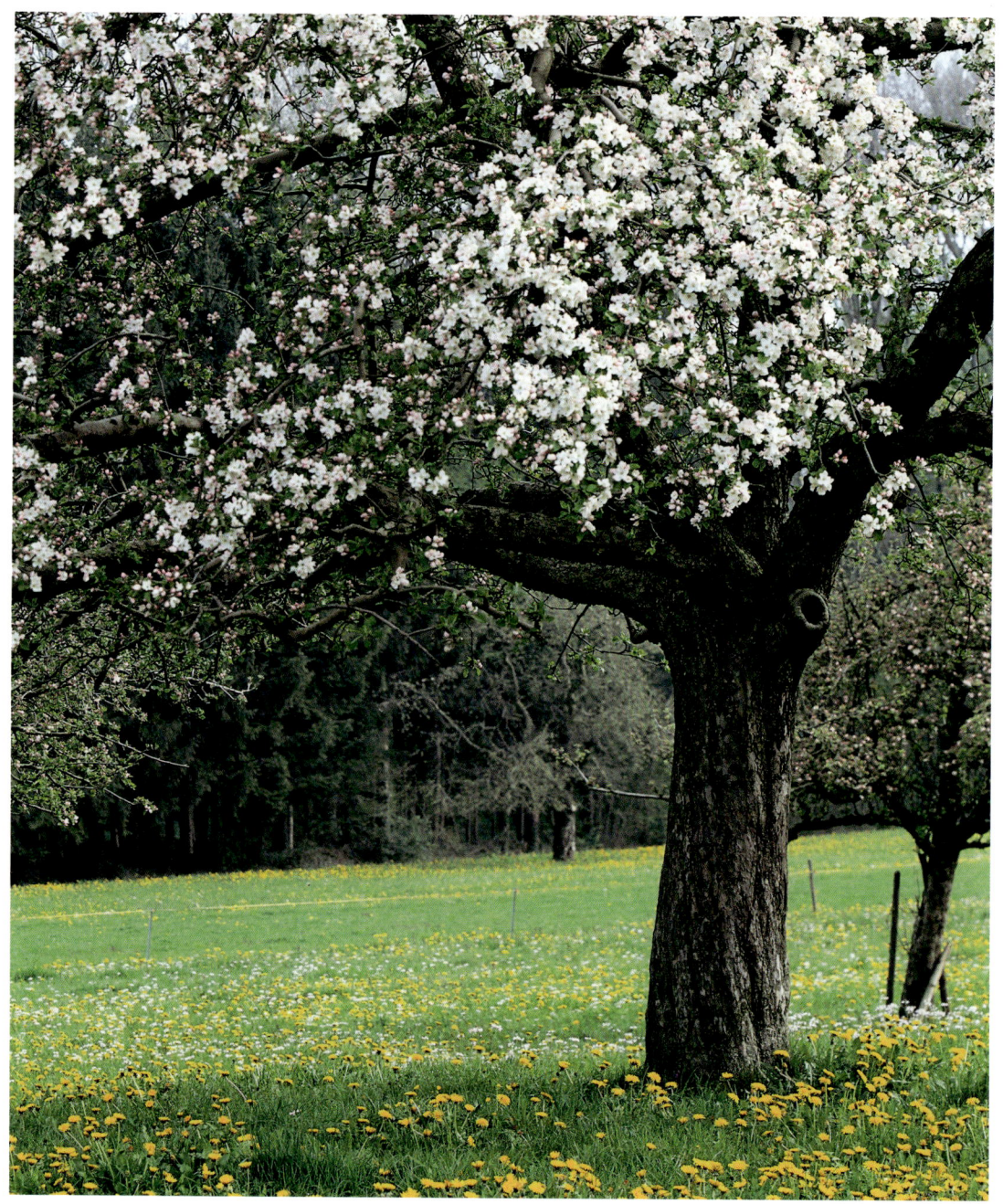

Der Apfelbaum
Baum der Liebe und des Friedens

Der Apfel (*Malus*) gehört zu den Kernobstgewächsen und stammt aus der Familie der Rosengewächse. Während unsere Vorfahren den Europäischen Wildapfel, auch Holzapfel genannt, mit sehr kleinen, oft schrumpeligen Früchten nutzten, können wir heute auf zahlreiche verschiedene Zuchtformen zurückgreifen. Die ältesten Züchtungen lassen sich bis ins Römische Reich zurückverfolgen.

Mythen und Geschichten

Als Symbol für Leben, Liebe und Fruchtbarkeit sowie für die Vollkommenheit von Erde und Kosmos ist der Apfel eigentlich in allen alten Kulturen verehrt worden. Bei uns steht er für das Weibliche und auch für die Muttergöttin.

In vielen Märchen und Sagen spielt der Apfel eine große Rolle. Schneewittchen bekam von der bösen Stiefmutter einen Apfel angeboten, Goldmarie schüttelt bei Frau Holle die Äpfel vom Baum. In vielen anderen Geschichten steht der Apfel für den Erfolg und Lohn nach harter Erprobung oder Schlacht. Alle Geschichten haben eines gemeinsam: Erst nach erfolgter Arbeit und erbrachter Leistung können die Früchte geerntet werden – genauso wie im wirklichen Leben.

Ein weiterer Mythos erzählt, wie sich eine Frau einen Apfel über Nacht unter die Achsel, auf die Scham oder zwischen die Brüste band, um einen Mann zu verzaubern. Am nächsten Morgen gab sie den Apfel ihrem Angebeteten zum Essen. Biss dieser hinein und nahm so den natürlichen Duft der Frau auf, war er ihr für immer in Liebe verfallen. Dieses »Geheimrezept« sollte vielleicht öfter angewandt werden, um die vielen einsamen Herzen etwas zu reduzieren?

In einigen Kulturen gilt das Verschenken eines Apfels auch heute noch als eindeutiges Bekenntnis der Zuneigung. In China gibt es das Wort »ping«. Es bezeichnet sowohl den Apfel als auch den Frieden. Deswegen werden Äpfel verschenkt, um seinem Gegenüber Frieden zu wünschen.

Heilkräftige Anwendung und Rezepte

Am gebräuchlichsten ist sicherlich die Verwendung der reifen Früchte. »An apple a day keeps the doctor away!« Dieses alte Sprichwort sagt bereits viel über die gesundheitsfördernde Wirkung von Äpfeln aus. Sie gelten als allgemein stärkend und aufbauend, fördern unsere Verdauung, wirken stopfend, harntreibend, beruhigend, appetitanregend, fettstoffwechselfördernd, entschlackend, wundheilend, fiebersenkend und blutbildend. Sie werden bei Rheuma, Gicht, Blasen- und Nierenschwäche sowie Verdauungsbeschwerden eingesetzt.

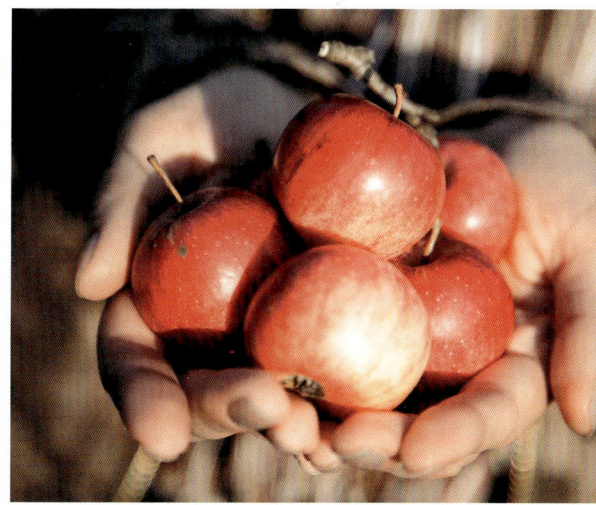

Köstlich schmecken frisch geerntete Äpfel vom Baum. Aber auch mancher Wildapfel hat seinen ganz eigenen Charme. Diese schmecken meist eher herb und säuerlich.

Der Apfel bringt die Vorgänge im Körper wieder ins Lot. Viele gegensätzliche Wirkungen werden ihm zugeschrieben, aber der Apfel wirkt ausgleichend und stellt einen guten Allgemeinzustand im Körper her. Auch in der Hautpflege sind Äpfel wirksam, da sie unserer Haut viel Feuchtigkeit spenden.

In Olivenöl angesetzte Apfelblüten wurden bereits von Hildegard von Bingen als gutes Mittel bei Kopfschmerzen empfohlen. Die Bachblüte »Crab apple« wird für die körperliche, seelische und geistige Stärkung eingesetzt und hilft bei übertriebenem Reinigungszwang, Reizüberflutung und Hautunreinheiten.

Wärmender Bratapfellikör

3 säuerliche Äpfel, 3 EL Rosinen, 3 EL grob gehackte Walnüsse, 3 EL Rohrzucker, 200 ml Apfelsaft, ½ Vanilleschote, 2 Kapseln Kardamom, etwas Zimtrinde, 3 Gewürznelken, 500 ml Korn (38 %)

1 Aus den Äpfeln das Kerngehäuse entfernen. Rosinen, Walnüsse und Zucker vermischen und in die ausgehöhlten Äpfel füllen.

2 Gefüllte Äpfel in eine feuerfeste Form stellen.

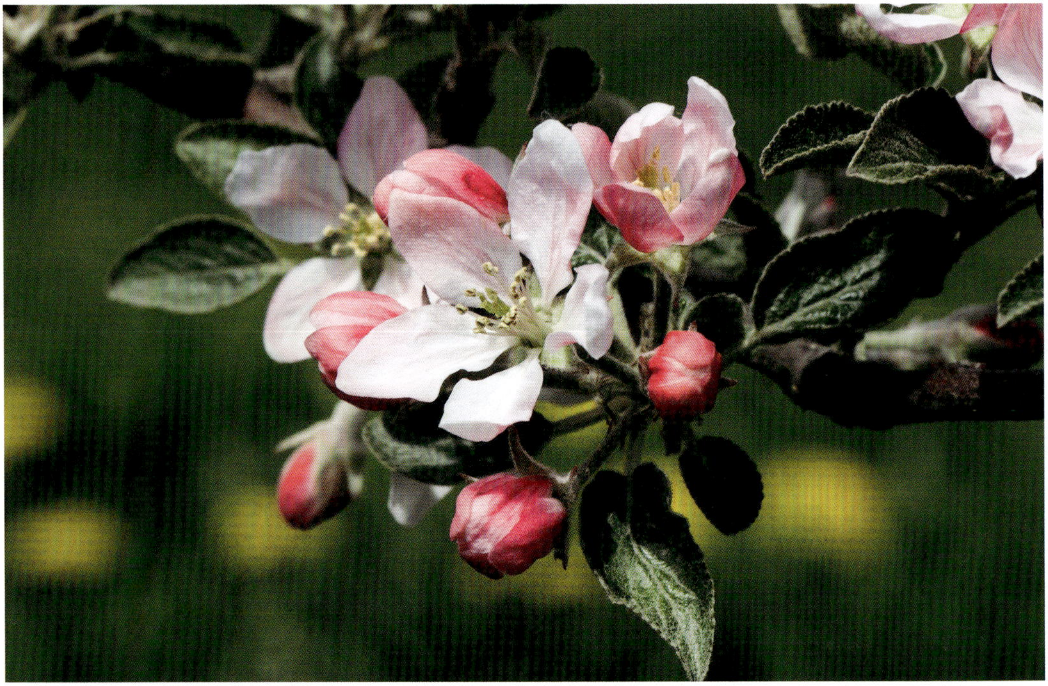

Wie wunderschön leuchten im Frühling die Apfelblüten in Weiß, Zartrosa und Altrosa. Wer zu dieser Zeit an einem schönen Sonnentag unter dem Apfelbaum steht, kann den emsigen Bienen dabei zusehen, wie sie die Blüten bestäuben.

3 Äpfel bei 180 °C Heißluft für ca. 20 Minuten braten. Die noch heißen Äpfel grob zerteilen und in ein großes Einmachglas füllen.

4 Den karamellisierten Zucker in der Form mit Apfelsaft ablöschen, auflösen und über die Äpfel geben. Die aufgeschnittene Vanilleschote und die grob gemörserten Gewürze dazugeben. Mit Korn aufgießen. Das Glas fest verschließen und an einen warmen Platz stellen. Täglich schütteln.

5 Nach 4 Wochen den Likör abseihen, durch einen Kaffeefilter gießen und in Flaschen abfüllen. Eine Lagerung von 4–8 Wochen verstärkt das Aroma.

Tipp: Erwärmt mit einer kleinen Sahnehaube und Zimtpulver schmeckt dieser Likör besonders gut nach dem Skilaufen oder Schlittenfahren!

Feuriges Apfelblüten-Gelee

1 l Apfelsaft, 4 Chilischoten frisch oder getrocknet,
1 Handvoll frische Rosenblüten, 600 g Gelierzucker (2:1)

1 Apfelsaft erwärmen und über die klein geschnittenen Chilischoten und 2/3 der Rosenblüten schütten. Das Gefäß verschließen und für 1 Stunde ziehen lassen.

2 Den Apfelsaft abseihen, mit dem Gelierzucker erwärmen und 5 Minuten sprudelnd kochen.

3 Die restlichen Rosenblüten und jeweils 2–3 kleine Scheiben Chilischoten in Gläser geben und mit heißem Gelee aufgießen. Gläser gut verschließen und etikettieren.

Tipp: Dieses Gelee schmeckt als feuriger Brotaufstrich, aber auch auf einer Brioche oder als Beilage zu Fleischgerichten und Käse.

Vitalisierendes Apfelblütenwasser

1 EL Apfelblüten, 20 ml Apfelessig,
70 ml Rosenwasser, Sprühflasche 100 ml

1 Die Apfelblüten in ein kleines Schraubglas füllen und mit Apfelessig übergießen. Glas täglich schütteln.

2 Nach 7 Tagen die Apfelblüten abseihen. Den Blütenessig mit Rosenwasser verrühren und in eine Flasche mit Sprühaufsatz füllen. Vor Anwendung gut schütteln!

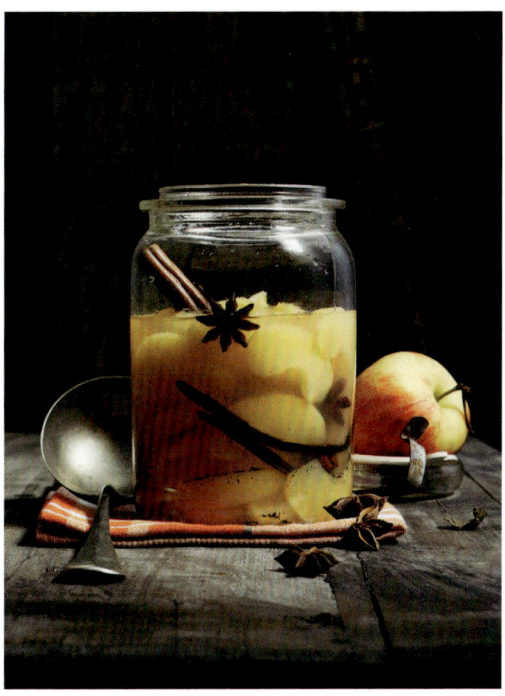

Aus Äpfeln, Nüssen, Rosinen und anderen Zutaten entsteht ein köstlicher, wärmender Bratapfellikör.

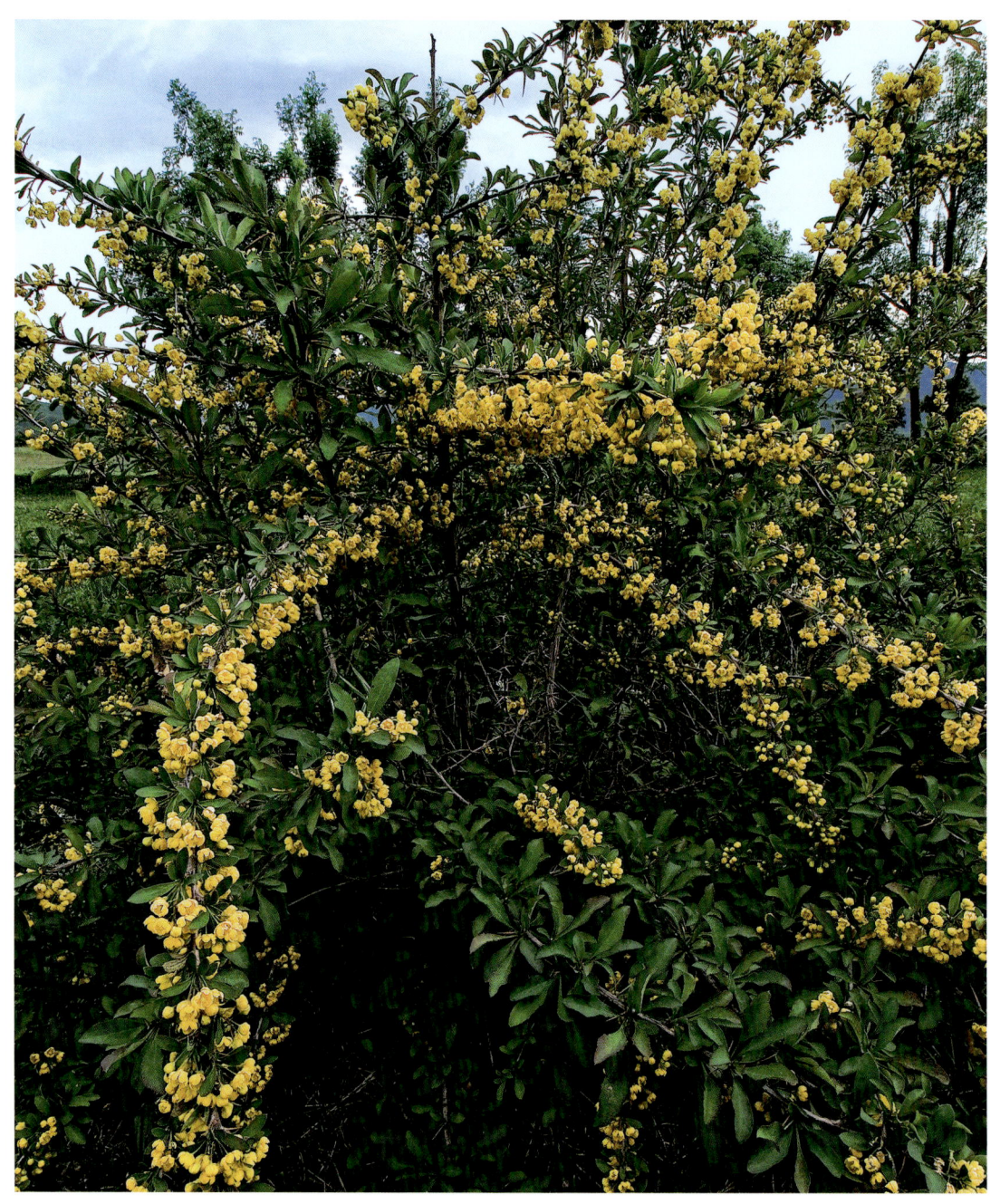

Die Berberitze
Orakelstrauch

Als Heckenpflanze mit hohem Vitamin-C-Gehalt erfreut sich die Berberitze *(Berberis vulgaris)* großer Beliebtheit. Sie wird auch Sauerdorn oder Essigbeere genannt, kann drei Meter hoch werden und hat im Frühling gelbe, traubenförmig angeordnete Blüten und im Spätsommer rote Früchte.

Die Ernte der Früchte ist ein Wettlauf mit den Vögeln. Auch diese wissen von der heilsamen Wirkung der Beeren und fressen sie sehr gerne. Die säuerlichen Beeren zu ernten, ist wirklich kein Honiglecken. Sehr vorsichtig muss dabei vorgegangen werden, da die Berberitzen gemeine Dornen haben, die mit kleinen Widerhaken versehen sind und sehr tief in die Haut eindringen. Doch die Arbeit lohnt sich.

Mythen und Geschichten

Wie wird der Winter, wer kann das sagen?
Müssen wir wohl erst die Berberitzen fragen.
Wenn dick und kurz ihre Beeren sind,
wird der Winter hart, vergeht aber geschwind.
Doch bei dünnen, langen Beeren,
wird ein milder Winter lange währen.

Berberitzenzweige wurden als Schutz vor bösen Verwünschungen ans Haus gesteckt. Die Blüten haben zahnende Kinder in einem Säckchen um den Hals getragen.

Heilkräftige Anwendungen und Rezepte

Früher hat man die Früchte der Berberitze als Zitronenersatz verwendet. Sie enthalten sehr viel Vitamin C. Aus den Beeren kann auch Marmelade, Mus und Saft gewonnen werden, getrocknet sind sie für Früchtetees sehr gut geeignet. Ein Tee aus den Beeren hat eine fiebersenkende und blutdruckregulierende Wirkung.

Die Blätter sowie die Rinde der Berberitze wirken bakterienhemmend, harntreibend, appetit- und gallenanregend und werden bei Verstopfung sowie als Gurgelmittel bei Zahnfleischentzündung verwendet. Schwangere sollten die Blätter und die Rinde der Berberitze allerdings meiden. Diese enthalten Berberin, ein Alkaloid, das bei Überdosierung schädliche Nebenwirkungen haben kann.

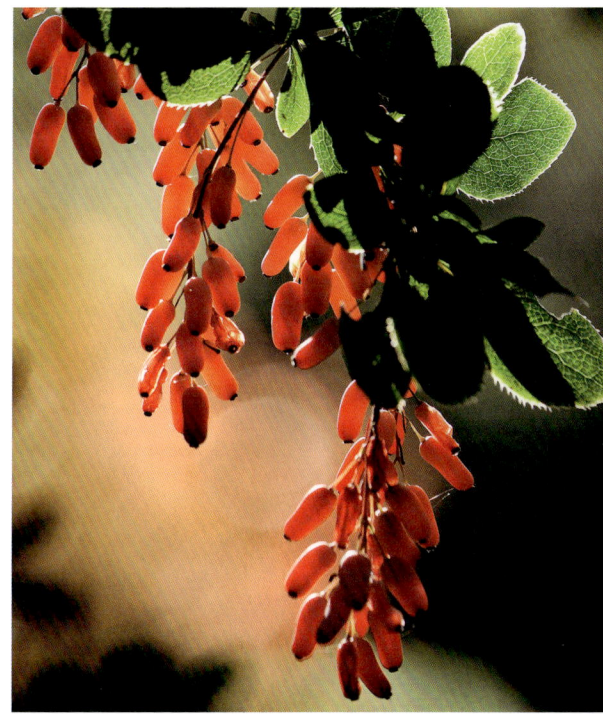

Die reifen Berberitzen leuchten weithin. Die Ernte der Früchte wird zu einem Wettlauf mit den Vögeln.

Kräftigender Berberitzentee

1 TL Berberitzenblätter, ½ l Wasser

Die Berberitzenblätter mit kochendem Wasser übergießen und 5 Minuten ziehen lassen. Danach die Blätter abseihen und den Tee lauwarm trinken.

Tipp: Dieser stärkende Berberitzentee hilft zum Beispiel bei bakteriellen Entzündungen im Körper und stärkt Galle und Harnwege.

Stärkender Berberitzen-Birnen-Likör

300 g Berberitzen, 1 große Birne, 3 EL brauner Kandiszucker, etwas Vanilleschote, 500 ml Korn (38 %)

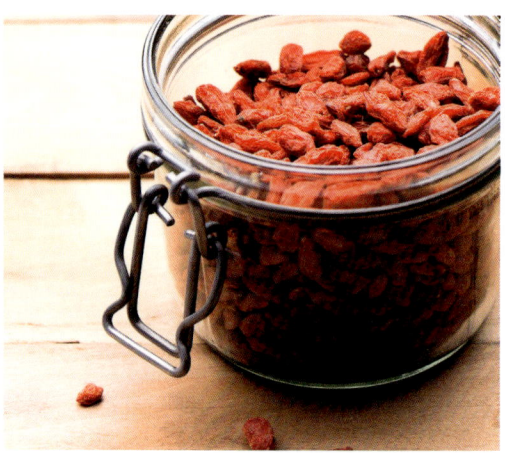

Getrocknete Berberitzen sind wahre Energiespender. Die säuerlichen Früchte schmecken gut in Müsli, Weihnachtsgebäck, als Früchtetee oder als Likör.

1 Die Birne vom Kerngehäuse befreien und samt Schale klein schneiden. Die Berberitzen, den Kandiszucker, die aufgeschnittene Vanilleschote und die Birnenstücke in ein großes Schraubglas geben.

2 Den Korn über die Mischung gießen und das Glas verschließen. Den Ansatz an einem hellen Platz für ca. 4 Wochen ruhen lassen. Täglich schütteln. Danach den Likör abseihen und in Flaschen abfüllen.

Vitaminreicher Berberitzenessig

150 g Berberitzenbeeren, 300 g Rotweinessig, 70 g Rohrzucker

1 Die Berberitzen und den Essig kurz aufkochen. Den Zucker in den noch warmen Essig einrühren und auflösen.

2 Den Topf zugedeckt für 3 Tage stehen lassen. Dann den Essig abseihen und in eine Flasche füllen.

Tipp: Berberitzenessig schmeckt besonders gut zu herbstlichen Salaten, zur Abrundung von Süßspeisen und zu Rind- und Wildfleisch.

Berberitzensalz

Berberitzenbeeren, Steinsalz

1 Die Berberitzenbeeren im Mörser mit dem Salz verreiben, bis sich beide Zutaten gut vermischt haben.

2 Das Salz auf einem flachen Teller 1–2 Tage trocknen lassen und anschließend in ein Glas abfüllen. Das rote Salz schmeckt sehr gut zu verschiedenen Schnittkäsesorten.

Lungauer Prangstangen

IN SALZBURG GIBT ES EINEN ALTÜBERLIEFERTEN BRAUCH, DER EINE SEHR
LANGE UND EINZIGARTIGE TRADITION HAT – DIE LUNGAUER PRANGSTANGEN.
SIE ERINNERN AN EINE ZEIT, IN DER GROSSE NOT HERRSCHTE.

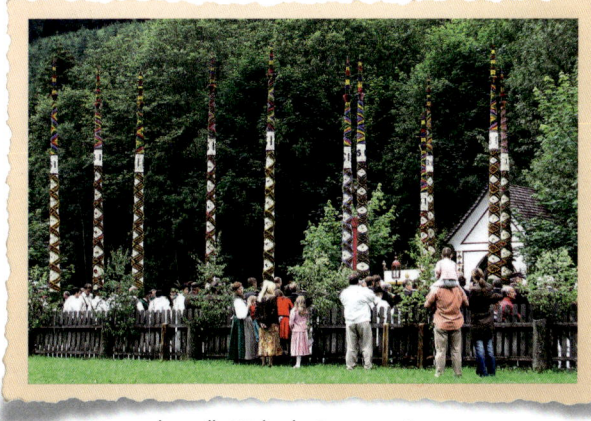

*Die traditionelle Weihe der Lungauer Prangstangen
lockt jedes Jahr viele Besucher aus Nah und Fern.*

In den Gemeinden Zederhaus und Muhr im Salzburger Lungau werden seit ca. 300 Jahren zu Johanni (am 24. Juni) bzw. zu Peter und Paul (am 29. Juni) Prang- und Himmelsstangen gefertigt. Damals gab es eine große Heuschreckenplage und bis auf ein paar Margeriten blieb fast nichts zurück. Die Dorfbewohner legten daraufhin ein Gelöbnis ab, das sie bis heute erfüllen.

Sie schmücken bis zu sechs Meter lange Fichtenstämme oder sogenannte Hiefler (Stangen, an denen im Sommer das Heu zum Trocknen aufgehängt wird) mit über 40 Meter langen Blumengirlanden. 50 000 bis 60 000 Blüten werden für eine Stange benötigt. Über 20 Menschen sind tagelang mit dem Schmücken der Stangen beschäftigt.

Es gibt mehrere Häuser im Dorf, die diese traditionellen Prangstangen herstellen. Für jede Stange werden unterschiedliche Blumen und ein traditionelles Wickelmuster verwendet.

An Johanni bzw. am Tag von Peter und Paul werden die Prangstangen von Junggesellen, die auch keine Alimente zahlen dürfen, durch das Dorf getragen, in der Kirche geweiht und aufgestellt. Dort kann man sie bis Maria Himmelfahrt am 15. August bestaunen.

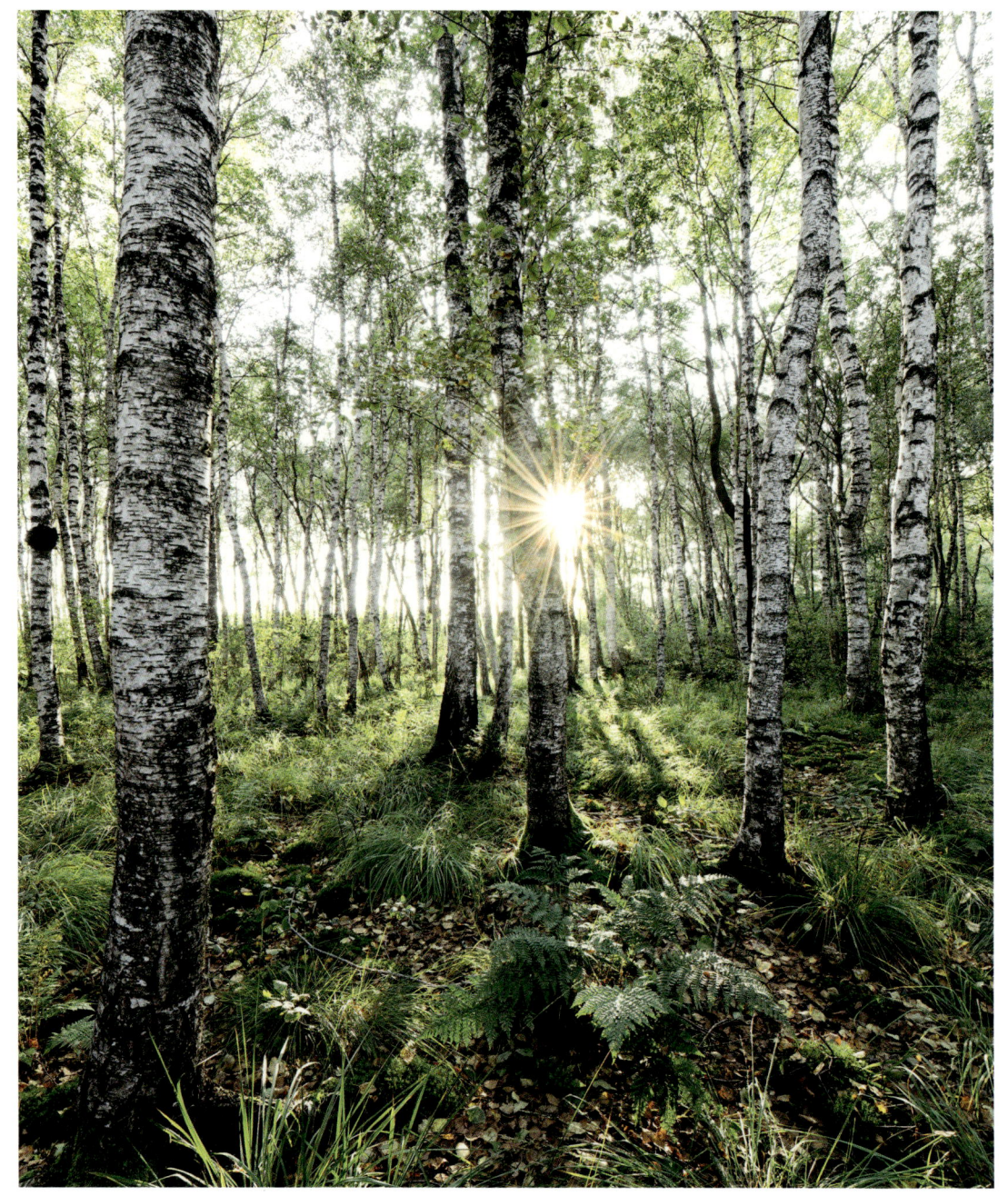

Die Birke

Baum der Jugend und Wiedergeburt

Im Frühling ist die Birke wohl eine der Ersten, die uns mit ihren Gaben beschenkt und das Ende des Winters verkündet. Zart, biegsam und schlank findet man sie mit ihren feinen Blättern auf Waldlichtungen, feuchten Böden und in Mooren. Ihre weiße Borke leuchtet schon von Weitem.

Mythen und Geschichten

Die Birke symbolisiert Jugend, Wachstum und Entstehen. Bei den alten Völkern war sie der Baum der Mutter Erde, der die nährende Kraft in sich trägt. Als die Gletscher nach der Eiszeit zurückgegangen waren, gehörte die Birke zu den ersten Bäumen, die das kahle, feuchte Land besiedelten. Sie ist eine Pionierin, die den kältesten Winter und die widrigsten Bedingungen überstehen kann, um uns im Frühjahr immer wieder aufs Neue zu zeigen, welche Kraft in ihr steckt.

In nördlichen Ländern, wo der Frühling spät ins Land zieht, wird mit dem Austreiben der Birken ein Frühlingsfest gefeiert. Ursprünglich wurde die Birke als Maibaum aufgestellt. In manchen Orten war es auch Brauch, vor das Haus der Angebeteten ein kleines Birkenbäumchen zu stellen.

Bei Gewitter werden Birkenreiser ins Feuer geworfen oder verräuchert, sie sollen Haus und Hof vor Blitzeinschlag schützen. Die Birkenrinde ist übrigens die einzige Rinde, die man auch im feuchten Zustand zum Brennen bringen kann. Der Grund dafür ist der in der Rinde enthaltene Birkenteer. Aus alten Funden wissen wir heute, dass Birkenrinde vielfach eingesetzt wurde. Bei Ausgrabungen wurden alte Schriftrollen aus Birkenrinde gefunden, aber auch Körbe und Matten wurden daraus geflochten.

Heilkräftige Anwendungen und Rezepte

Birkenblätter und Birkensaft wirken entgiftend, entwässernd, entschlackend, blutreinigend, wundheilend, belebend und stärkend. Sie regen die Ausscheidung von Giftstoffen und Schlacken über die Haut an und helfen auch bei unreiner, entzündeter Haut. Bei Ödemen wirkt die Birke ausschwemmend. Dafür wird sie gerne als Bad, Waschung oder Umschlag verwendet. Bei Schwitzhüttenzeremonien werden Birkenzweige eingesetzt. Als Shampoo fördern Birkenblätter das Haarwachstum. Birkenrinde gilt als fiebersenkend und kann deshalb zu Umschlägen verarbeitet werden.

Sehr beliebt ist momentan der Birkenzucker. Er hat eine antibakterielle und pilzhemmende Wirkung, nur halb so viele Kalorien wie Haushaltszucker und ist für Diabetiker geeignet. Besonders hervorzuheben ist seine karieshemmende, kühlende Wirkung. Birkenzucker stärkt das Zahnfleisch und den Zahnschmelz.

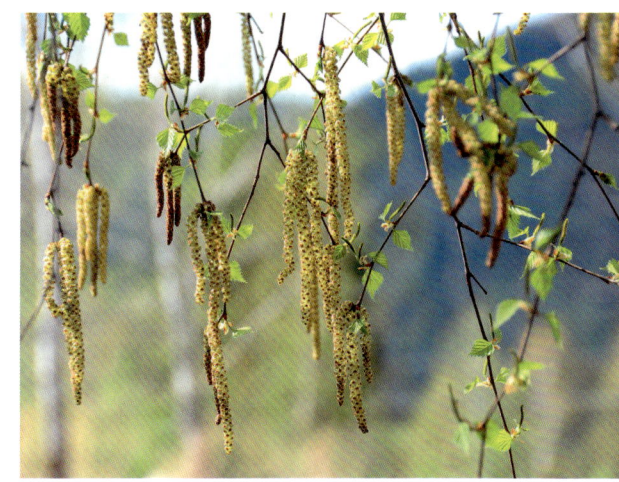

Die Birkenblätter und ihre langen Blüten wiegen sich sanft im kleinsten Windhauch, als tanzten sie zu einer leisen Melodie.

Blutreinigender Frühlingstee

1 Teil Birkenblätter, 1 Teil Brennnesselblätter,
1 Teil Gundelrebe

1 Die einzelnen Blätter frisch mischen. Um etwas Tee auf Vorrat zu haben, können auch mehrere Blätter gepflückt, getrocknet, gemischt und aufbewahrt werden.

2 Für 1 Tasse so viele Blätter nehmen, wie zwischen Daumen, Zeige- und Mittelfinger passen. Die Blätter mit heißem Wasser übergießen und etwa 10 Minuten ziehen lassen. Danach den Tee abseihen und schluckweise trinken.

Tipp: Blutreinigenden Tee trinkt man am besten bei abnehmendem Mond. Ich trinke davon immer 1–2 Tassen am Vormittag. Ist der Neumond erreicht, beende ich meine Kur. Habe ich das Gefühl, noch eine weitere Reinigung durchführen zu wollen, beginne ich nach dem nächsten Vollmond wieder mit dem Tee.

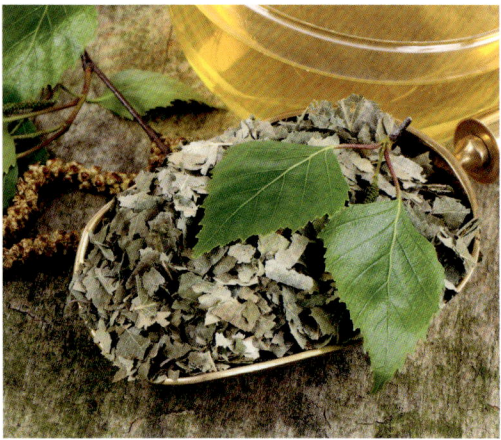

Einen kleinen Vorrat an Birkenblättern, vorsichtig getrocknet, lege ich mir immer für den Winter an.

Hautstraffendes Birkenöl

Birkenblätter, Sesamöl, ätherische Öle von Zypresse,
Wacholder, Rosmarin, Grapefruit und Geranie

1 Birkenblätter klein schneiden und in ein Schraubglas füllen. Mit Sesamöl aufgießen, bis das Öl ca. 1 cm über den Blättern steht.

2 Das Glas verschrauben und für 7 Tage an einen warmen Ort stellen. Täglich schütteln. Danach Birkenblätter abseihen und das Sesamöl in eine dunkle Flasche füllen.

3 100 ml Sesamöl mit 10 Tropfen Grapefruit, 7 Tropfen Rosmarin, 6 Tropfen Geranie, 3 Tropfen Zypresse und 5 Tropfen Wacholder mischen.

Tipp: Das Birkenöl morgens und abends auf den Beinen auftragen und in Richtung Herzen einmassieren. Für ein straffendes Peeling mische ich etwas feines Meersalz oder Kaffeepulver unter, bis ich eine dickflüssige Paste erhalte.

Kräftigendes Zahnpulver

10 g getrocknete Birkenblätter, 10 g getrockneter
Salbei, 25 g Schlämmkreide, 25 g Birkenzucker,
½ TL feines Steinsalz

1 Birkenblätter und Salbei fein pulverisieren (Kräutermühle oder Möser). Sind noch gröbere Teile enthalten, das Pulver durch ein feines Sieb geben.

2 Die restlichen Zutaten zugeben, gut vermischen und in eine Dose abfüllen. Zum Zähneputzen die Zahnbürste mit Wasser benetzen und in die Pulvermischung drücken. Sie wirkt pflegend und desinfizierend.

Von Holz, Feuer und heiligem Rauch

ES WAR EIN GROSSER SCHRITT IN RICHTUNG ZIVILISATION, ALS DER MENSCH
LERNTE, SICH DAS FEUER UNTERTAN ZU MACHEN. SEIT JENER ZEIT WAR ES DEN
MENSCHEN GEZIELT MÖGLICH, ZU KOCHEN UND ZU HEIZEN.

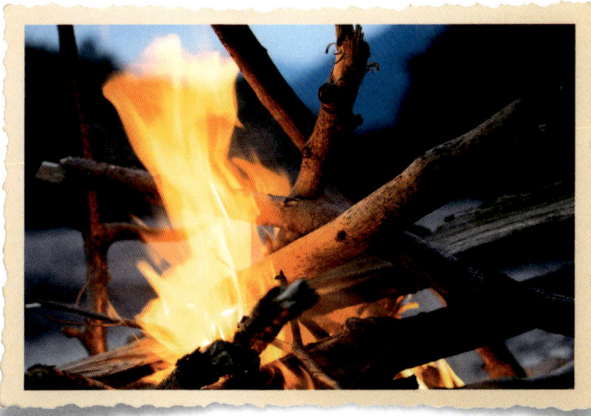

*Mit guten Freunden um ein Feuer sitzen und miteinander plaudern
und lachen – eine schöne Art, einen Tag zu beenden.*

Althergebrachtes Wissen

In den alten Märchen taucht häufig eine alte Frau auf – oft als Hexe, Hagazussa oder Zaunreiterin beschimpft –, die Holz und Reisig im Wald gesammelt hat. Damit beheizt sie nicht nur ihre kleine dornenumrankte Hütte am Dorfrand und bereitet heilkräftige Salben, Tränke und Tees auf dem Herd zu, sondern die alte Frau weiß auch um die Kraft alter Rituale und des Neuerlei-Holz-Feuers. Doch, wie es im Leben so ist, neigen wir Menschen gerne dazu, Dinge, die wir nicht verstehen, als schlecht abzutun oder zu belächeln. Dabei könnte uns die Zaunreiterin heute vieles lehren über althergebrachte

Feste und Rituale und welch verbindende Wirkung es hat, gemeinsam um ein Feuer zu sitzen und Gedanken, Ideen, Geheimnisse und Nöte auszutauschen.

Unsere heutige »zivilisierte« Form des Lagerfeuers ist wohl der sommerliche Grillabend. Allzu viel ist nicht geblieben von der alten Romantik. So grillt man heute sogar oft mit Gas, um sich nicht mit ungleichmäßiger Hitze und beißendem Rauch quälen zu müssen. Keine Frage, Neuerungen haben ihre Berechtigung. Doch wer wird das alte Wissen, über das wir selbst nur noch teilweise verfügen, einmal an unsere Kinder und Enkel weitergeben?

Neunerlei Holz

Auch in alten Schriften aus dem 8. Jahrhundert wird das Neunerlei-Not-Feuer erwähnt, sein Ursprung soll allerdings bereits auf die Germanen zurückgehen. Um die Ausbreitung von ansteckenden Krankheiten und Seuchen von Mensch und Tier zu verhindern, hat man damals das Holz von neun verschiedenen Baumarten gesammelt und bei Sonnenaufgang entzündet. War das Feuer heruntergebrannt, wurden die Tiere durch die Glut getrieben. Danach reinigten sich die Menschen mit dem Rauch. Dieses alte Reinigungsritual ist manchen von uns heute als Feuerlauf bekannt. Auch hier geht es oft um Erneuerung, Lösung alter Themen und Reinigung.

Die neun Hölzer unterschieden sich regional, allerdings war immer mindestens ein Stachelgehölz wie z. B. Schlehe, Weißdorn oder Heckenrose dabei sowie ein Obstgehölz. In den Bergen bestand die Mischung hauptsächlich aus Nadelhölzern, während in wärmeren Weinbaugebieten gerne Obsthölzer verwendet wurden.

Es wäre doch schön, zur Winter- oder Sommersonnenwende mit der Familie und guten Freunden gemeinsam ein Neunerlei-Holz-Feuer zu entzünden. Wichtig ist dabei, früh genug mit dem Sammeln anzufangen, damit die Hölzer durchtrocknen können.

Das Räuchern

Auch das Räuchern ist eine uralte Tradition, die weit in die Zeit unserer Vorfahren zurückreicht. Durch die Verräucherung von Kräuter- und Baumteilen wird eine reinigende, heilende, segnende und schützende Wirkung erzielt. Dieses Ritual wurde im Rahmen der Christianisierung von der Kirche übernommen und ist heute noch fester Bestandteil der Gottesdienste. Zum Räuchern lassen sich viele Baumteile verwenden: Knospen, Blüten, Blätter, Nadeln, Rinde, Harze, Wurzeln, Zweige, Misteln und der Zunderschwamm. Für

einen ersten Räucherversuch wird nicht viel benötigt: eine feuerfeste Schale gefüllt mit Sand oder kleinen Kieseln, ein Stückchen Holzkohle oder im Handel erhältliche Räucherkohle und getrocknete Räucherpflanzen. Die Kohle wird auf den Sand in der Schale gelegt und angezündet. Damit das Räucherwerk nicht verbrennt und Schadstoffe freigesetzt werden, sollte das Räuchergut an den Rand der durchgeglühten Kohlen gelegt werden. Diese haben nun eine graue oder weiße Farbe angenommen. Während der Räucherung bleiben Fenster und Türen am besten geschlossen. Danach wird kurz durchgelüftet, damit alles Belastende oder Schlechte mit dem Rauch abziehen kann.

Das Zusammenstellen einzelner Räuchermischungen kann viel Spaß machen. Zu sehen, welche Düfte miteinander harmonieren und welche einem überhaupt nicht zusagen, erfordert schon das eine oder andere Experiment. Und wie überall im Leben sind auch hier die Geschmäcker ganz verschieden.

Dreierlei Baumräucherungen

Räucherwerk wie unten vorgeschlagen, Sand,
feuerfeste Schale, Räucherkohle

Das getrocknete Räucherwerk etwas zerkleinern und gut durchmischen. Eine Prise der Mischung auf der durchgeglühten Räucherkohle verräuchern. Nach dem Räuchern die Räume gut durchlüften.

Als Räucherwerk für Schutzräucherungen eignet sich eine Mischung aus Fichte, Kiefer, Lärche, Mistel, Myrrhe, Wacholder, Zeder, Esche, Tanne, Zirbe, Eiche, Birke, Holunder, Hasel, Eberesche, Buche, Wildrose.

Für Reinigungsräucherungen: Fichte, Kiefer, Lärche, Myrrhe, Tanne, Wacholder, Weihrauch, Zeder, Zypresse, Tanne, Zirbe, Birke.

Räucherungen für die Verstorbenen: Efeu, Erle, Holunder, Lärche, Thuja, Weihrauch, Zypresse, Eibe, Wacholder, Eberesche, Weißdorn, Kirschblüten, Weide.

Dies ist nur eine kleine Auswahl der möglichen Baumräuchermittel. Die Liste kann beliebig fortgesetzt und mit den verschiedensten Kräutern ergänzt werden.

Tipp: Von den Nadelbäumen verwende ich hauptsächlich Rinde, Harz, grüne Zapfen und Nadeln, während bei den Laubgehölzen gerne Blätter, Blüten und Rindenstücke verräuchert werden.

Mariazeller Räucherkerzen

Beim Lesen alter Schriften bin ich auf einen Beitrag über Räucherkerzen gestoßen. Diese hat man aus Wacholderbeeren, Arnikablüten, Weinraute, Pfefferminze, Palmkätzchen, Lärchenharz und Bienenwachs gefertigt. Die zerkleinerten Teile wurden verknetet und zu einer Art Dauerwurst geformt. Davon konnte man im Wallfahrtsort Mariazell ein Stück kaufen. »In der Not« schnitt man ein kleines Scheibchen davon ab und verräucherte es in der Glut oder verwendete es zum Ausräuchern von Räumen. Ich könnte mir vorstellen, dass mit der »Not« z.B. Unwettergefahren, schwere Erkrankungen oder auch die Begleitung von Familienangehörigen auf ihrem letzten Weg gemeint war.

Das Jahresrad

Werden – Sein – Vergehen, diesem natürlichen Zyklus ist alles Lebendige unterworfen. Wenn wir mit offenen Augen durch die Natur gehen, können wir ihre ständige Verwandlung besser verstehen und jedes Jahr aufs Neue erleben. Die kleinen Knospen am Baum springen auf, Blätter und Blüten kommen hervor, um den Baum zu schmücken. Im Sommer

oder Herbst trägt er Früchte und Samen, um dann wieder langsam seine Blätter zu verlieren und in die Winterruhe zu gehen. Gut mit einer Harzschicht gegen die Kälte versiegelt, sind die Knospen für das nächste Frühjahr bereits angelegt, und so lebt der Baum in dem Vertrauen, dass der Kreislauf im Frühjahr immer wieder aufs Neue beginnt.

Unsere Vorfahren feierten acht Feste im Jahr. Die wohl wichtigsten waren die Winter- und Sommersonnenwende sowie die Frühjahrs- und Herbst-Tagundnachtgleiche. Dazwischen lagen Allerseelen – hier begann das eigentliche rituelle Jahr – Maria Lichtmess, Walpurgis und das Schnitterfest. An diesen besonderen Festen wurden duftende Kräuter, Harze und Hölzer verräuchert. Das geschah einerseits zum Schutz, andererseits um Kontakt mit den verstorbenen Seelen aufzunehmen.

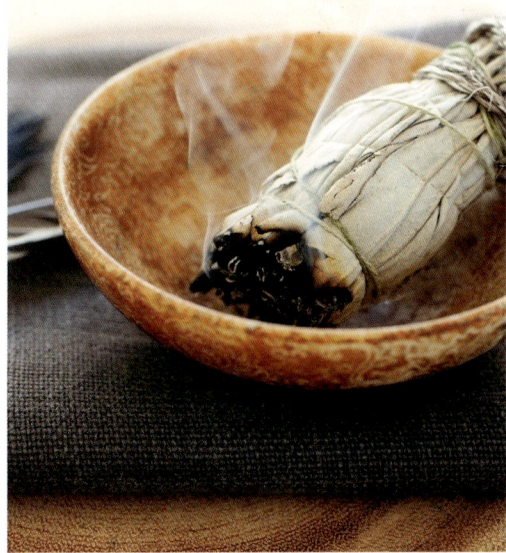

Bereits unsere Vorfahren nutzten die reinigende Kraft einer Räucherung gegen negative Energie und Krankheitserreger.

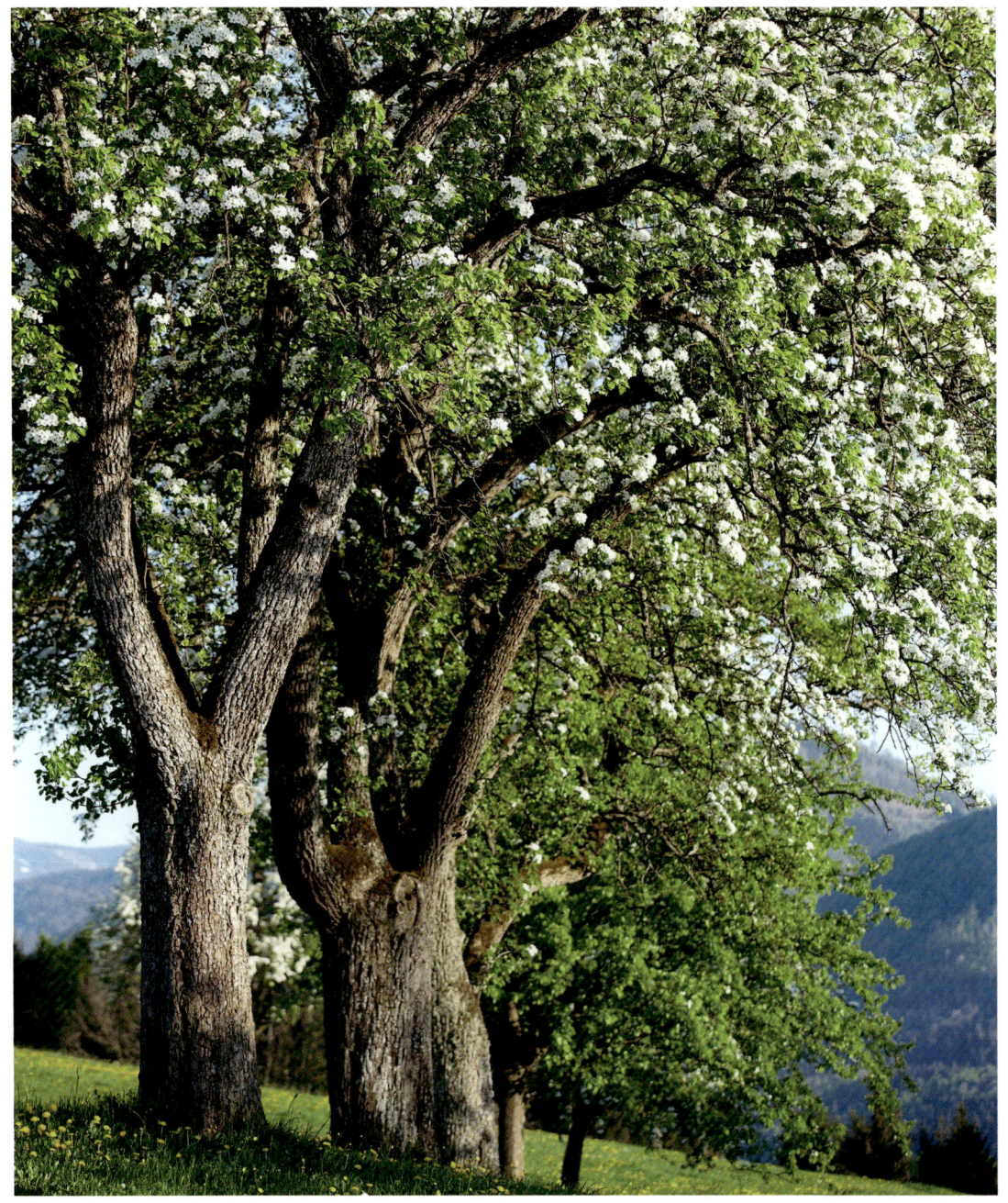

Die Birne

Baum der Fruchtbarkeit

Der Birnbaum *(Pyrus)* gehört neben dem Apfel wohl zu den beliebtesten Hausobstarten. Birnbäume blühen etwas früher als Apfelbäume und ihre Blätter verfärben sich im Herbst meist auffällig rot.

Die Holz- oder Wildbirne zählt zu den ersten Sorten. Funde belegen, dass die Holzbirne bereits in der Steinzeit bekannt war. Ihre Früchte dienten früher vor allem als Wildfutter.

Mythen und Geschichten

Der Birnbaum ist eng mit dem Apfelbaum verknüpft. Während der Apfel dem weiblichen Prinzip zugeordnet wurde, stand die Birne für das männliche. Sie war von jeher ein Symbol für Reinheit und Gerechtigkeit.

Birnbäume wurden früher zur Geburt von Kindern gepflanzt. Oft schüttete man das erste Badewasser der Mädchen am Birnbaum aus, damit das Kind gesund aufwachsen möge. In Griechenland ist der Birnbaum Göttin Hera geweiht, der Beschützerin der verheirateten Frauen. Die Holzbirnen gelten als Wohnstätte von Hexen und Dämonen, die ihre Rinde für schwarze Magie benutzen.

Heilkräftige Anwendungen und Rezepte

Der Birnbaum wirkt fieber- und blutdrucksenkend, kühlend, zusammenziehend, wassertreibend, desinfizierend, blutreinigend, entgiftend und magenstärkend. Man verwendet seine Blüten, Blätter, Knospen und Früchte. Die Früchte sind roh sehr schwer verdaulich, gekocht oder als Saft genossen sind sie stärkend.

Omas Birnenkompott

1 kg Birnen, 700 ml Wasser, 100 g Zucker, 1 Zimtstange, 3 Nelken, etwas Preiselbeerkompott

Die Birnen schälen, entkernen und in mundgerechte Stücke schneiden. Mit Wasser, Zucker und Gewürzen aufkochen und so lange kochen, bis die Birnen weich aber noch bissfest sind. Gewürze abseihen und Kompott auskühlen lassen. Mit Preiselbeerkompott garnieren.

Zünftiger Birnensenf

200 g Birnen, Apfelessig, Senfpulver, Salz, Nelkenpulver, Ingwer

Birnen klein schneiden, mit etwas Apfelessig weich kochen und durch ein Sieb streichen. Auf 200 g Birnenmus werden 2 EL Senfpulver verrührt. Mit Salz, etwas Nelkenpulver und 1 TL frisch gemahlenem Ingwer abschmecken.

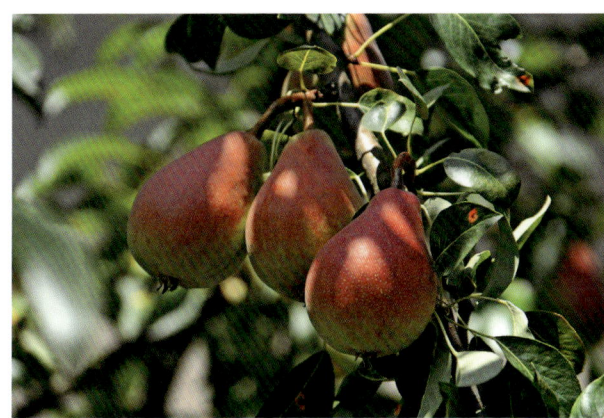

Birnen sind in vielen Hausgärten zu finden. Bei uns werden sie gerne für Kletzenbrot (s. S. 69) und -nudeln gedörrt.

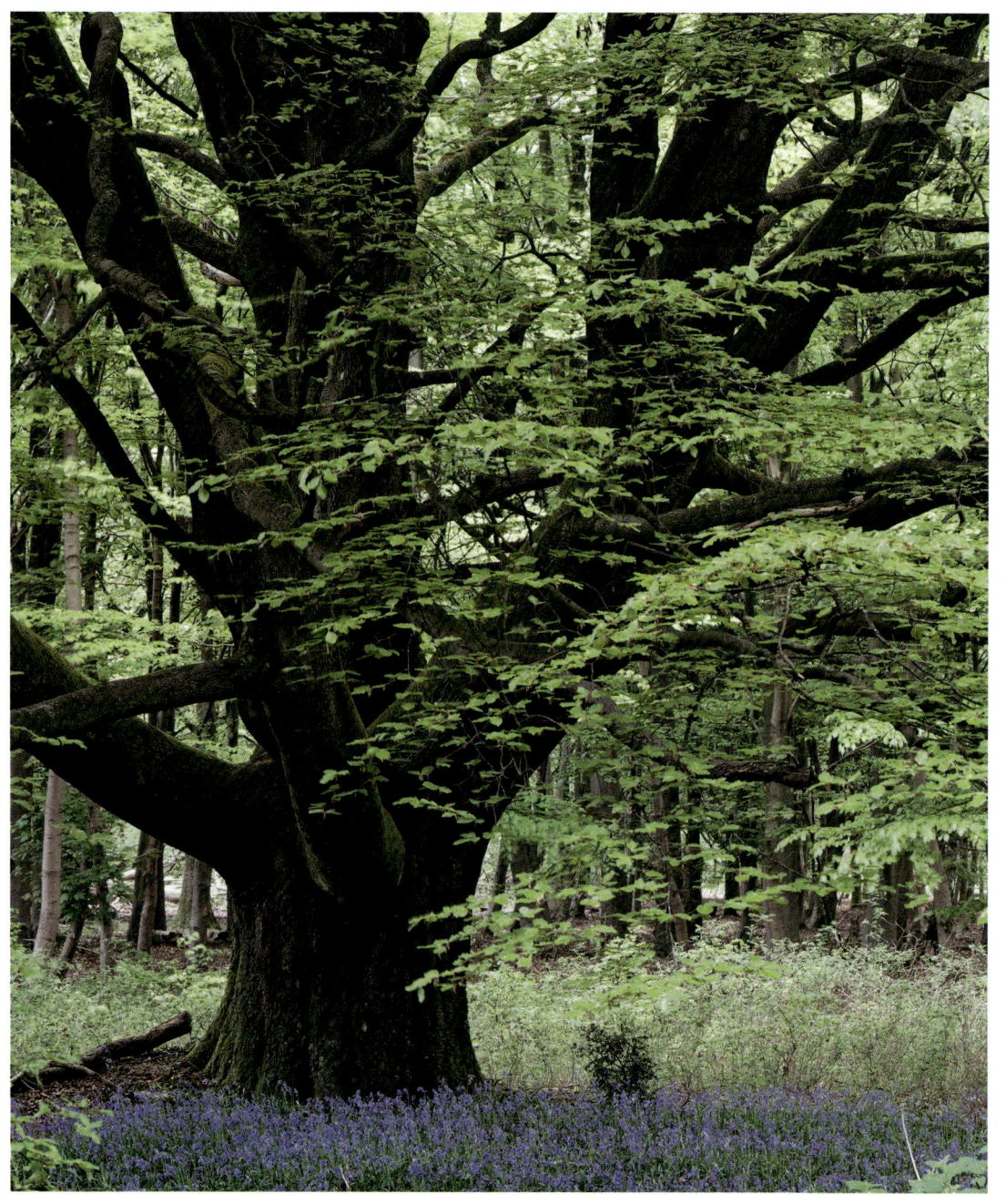

Die Buche

Baum der Runen

Die Buche *(Fagus sylvatica)* ist ein wahrlich besonderer Baum, der in ganz Europa verbreitet ist. Im Volksmund ist sie auch als Rotbuche oder als Mutter des Waldes bekannt. Buchenblätter gelten als gute Humusbildner. Der entstandene Humus begünstigt das Wachstum vieler Frühlingsblumen wie z. B. Veilchen, Waldmeister, Buschwindröschen und Leberblümchen. Sie nutzen die Chance, ihre Blüten und Blätter zu entfalten, ehe das Laubdach der Bäume zu dicht wird und keine Sonnenstrahlen mehr auf den Boden dringen können. Im Sommer ziehen sich die Frühjahrsblüher wieder langsam in ihre Wurzeln zurück und sind unter den dicht belaubten Bäumen gut geschützt.

Buchenwälder sind wahre Sauerstoffproduzenten. Eine einzelne Buche verdunstet an einem schönen Sommertag bis zu 200 Liter Wasser und atmet über ihre Blätter ca. 7000 Liter Sauerstoff aus.

Mythen und Geschichten

Sicherlich zählt die Buche zu den wichtigsten Bäumen unserer Vorfahren. So leitet sich etwa der Buchstabe von dem Wort Buche ab. Früher haben die Druiden Buchenstäbe geschnitten und daraus Runen gefertigt bzw. verschiedene Symbole eingraviert und diese als Orakel gedeutet. Man nahm die Runen, schüttelte sie und ließ sie auf ein weißes Leintuch fallen. Nun lag es am zuständigen Druiden, dort die Antwort auf zuvor gestellte Fragen zu finden.

Bucheckern, die wir ernten und die auch von Wildschweinen gerne verspeist werden, finden sich in sogenannten Mastjahren. Viele Wissenschaftler haben schon vor Jahrhunderten versucht zu erklären, warum diese Mastjahre nie im gleichen Zeitraum vorkommen. Bei Apfelbäumen weiß man zum Beispiel, dass jedes zweite Jahr ein gutes Erntejahr ist und das Jahr dazwischen eher mäßige Erntemengen abgibt. Eine Buche dagegen kann zwei Jahre hintereinander viele Bucheckern abwerfen und dann für fünf oder sechs Jahre kaum Bucheckern produzieren.

»Buchen musst Du suchen, vor Eichen sollst Du weichen.« Diesen alten Ausspruch kannten wir bei uns auf dem Land. Er bezog sich auf plötzlich aufziehende Gewitter. Früher suchte man – was heute nicht mehr empfohlen wird – unter Buchen Schutz vor Blitz, Regen und Donner. Das dichte Blätterdach leistete wohl als Regenschirm sehr gute Dienste und da die Buche ein Flachwurzler ist und somit weniger Verbindung zum Grundwasser hatte, ging man davon aus, unter ihr vor der Gefahr des Blitzeinschlages relativ sicher zu sein.

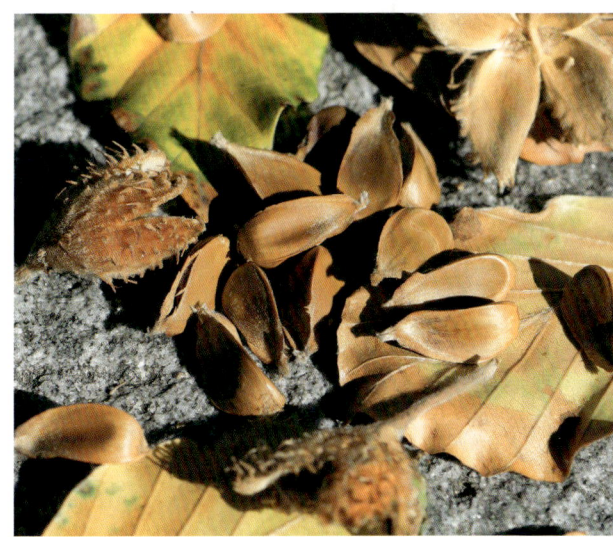

Die stacheligen Schalen der Buchecker eignen sich sehr gut zum Basteln von Weihnachtsschmuck.

Heilkräftige Anwendungen und Rezepte

Die Buche wirkt kühlend, entspannend, fiebersenkend, zusammenziehend, desinfizierend, entzündungshemmend, anregend und erfrischend auf unseren Organismus. Bereits Hildegard von Bingen empfahl die Buche bei Krämpfen, Fieber und Gelbsucht. Aus den Blättern wird ein Absud hergestellt, der bei Augenentzündungen Schwellungen und Entzündungen verwendet werden kann.

Der Duft von Buchenblättern und frischen Buchenspänen lässt uns tief durchatmen. Früher gab man getrocknetes Buchenlaub in Jutesäcke und benutzte diese als Matratze. Sie hatten eine kühlende und sehr beruhigende Wirkung auf den Schlafenden.

Buchenasche wurde bei der Käsebereitung sowie zur Reinigung von Holzfußböden und von Küchengefäßen aus Holz eingesetzt. Durch die reinigende Wirkung bekam man die Holzgefäße sauber und keimfrei. Ebenso begehrt war die Asche als natürlicher Dünger für die Felder. Es ist vielleicht 15 Jahre her, da fuhr mein Nachbar noch immer die Asche mit der Schubkarre (in Kärnten sagen wir dazu »Radltruhe«) aufs Feld. Er erklärte mir, dass die in der Asche enthaltenen Stoffe wichtig für das Bodenwachstum sind.

Junge Buchenblätter werden heute noch gerne für Salate und Suppen, für den Ansatz von Buchenlikör und von Buchenblätteressig verwendet. Aus den Bucheckern lässt sich ein schmackhaftes Öl pressen. Geröstet sind sie eine leckere Zutat für Müslis und Salate.

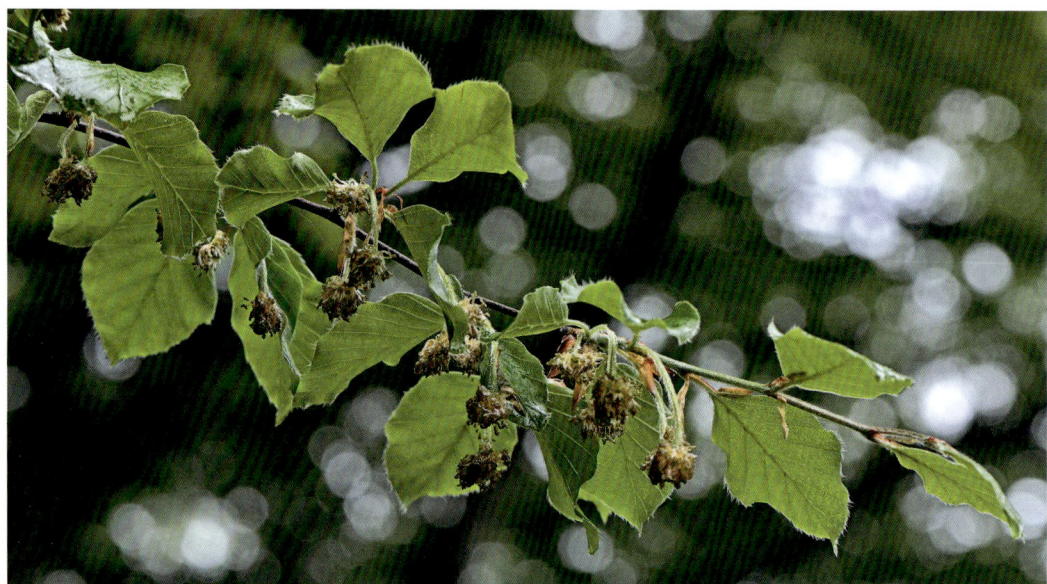

Im Herbst werden die Bucheckern reif. Die Schalen öffnen sich und geben die kleinen Nüsse frei – ein wahres Festmahl für viele Wildtiere. Doch die gerösteten Nüsschen schmecken auch uns im herbstlichen Salat.

Vitaminreicher Endiviensalat mit Bucheckern

*1 Endiviensalat, 5 mittlere Kartoffeln, 2 EL Bucheckern,
2 EL Speckwürfel, 4 EL Olivenöl, 4 EL Sanddornessig,
2 EL Honig, Salz*

1 Salat waschen, abtropfen lassen und klein schneiden.
Kartoffeln kochen, schälen und in Scheiben schneiden.

2 Die Bucheckern und den Speck in einer beschichteten
Pfanne kurz anrösten. Aus Olivenöl, Sanddornessig, Honig
und Salz ein Dressing bereiten.

3 Alle Zutaten gut miteinander vermischen. Den Salat am
besten noch lauwarm servieren.

Frühlingshafter Brotaufstrich

*1 Handvoll frische, junge Buchenblätter,
5–6 Löwenzahnblüten, 200 g Frischkäse,
100 g Sauerrahm, etwas Zitronensaft, Pfeffer und Salz,
etwas Löwenzahnhonig*

1 Etwa 8–10 Buchenblätter klein schneiden. Aus den
Löwenzahnblüten die Blütenblätter einzeln herauszupfen.

2 Frischkäse, Sauerrahm und Zitronensaft mit Pfeffer und
Salz vermengen. Buchenblätter und Löwenzahnblüten
untermischen.

3 Auf einem Dessertteller die restlichen Buchenblätter
dekorativ auslegen und den Frischkäse darauf anrichten.
Mit etwas Löwenzahnhonig übergießen.

Tipp: Wer keinen Löwenzahnhonig zu Hause hat, kann
stattdessen Ahornsirup oder Birnendicksaft verwenden.

Teekompresse mit abschwellender Wirkung

15 frische Buchenblätter, ½ l Wasser, Kompressen

1 Buchenblätter mit heißem Wasser übergießen und ungefähr 10 Minuten langziehen lassen.

2 Die Blätter abseihen. Kompresse in den Buchentee einlegen, auswringen und auf Körpertemperatur abkühlen lassen.
Auf die betroffene Körperstelle auflegen und dort so lange
belassen, wie es sich angenehm anfühlt. Bei geschwollenen
Augenlidern kann man am besten Wattepads statt Kompressen verwenden.

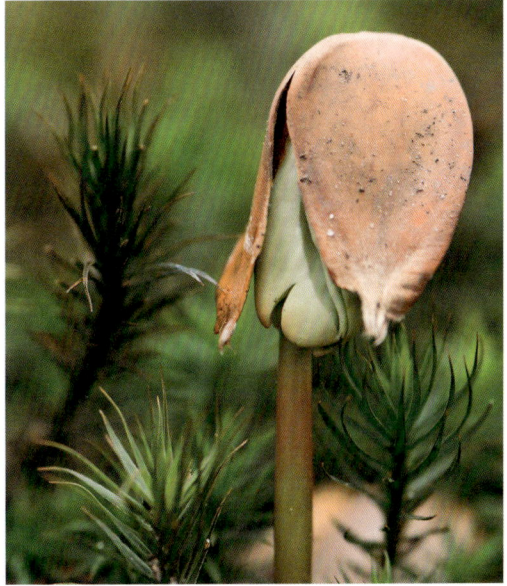

*Es ist ein Wunder der Natur, dass aus einem so kleinen
Keimling ein stattlicher Baum heranwächst.*

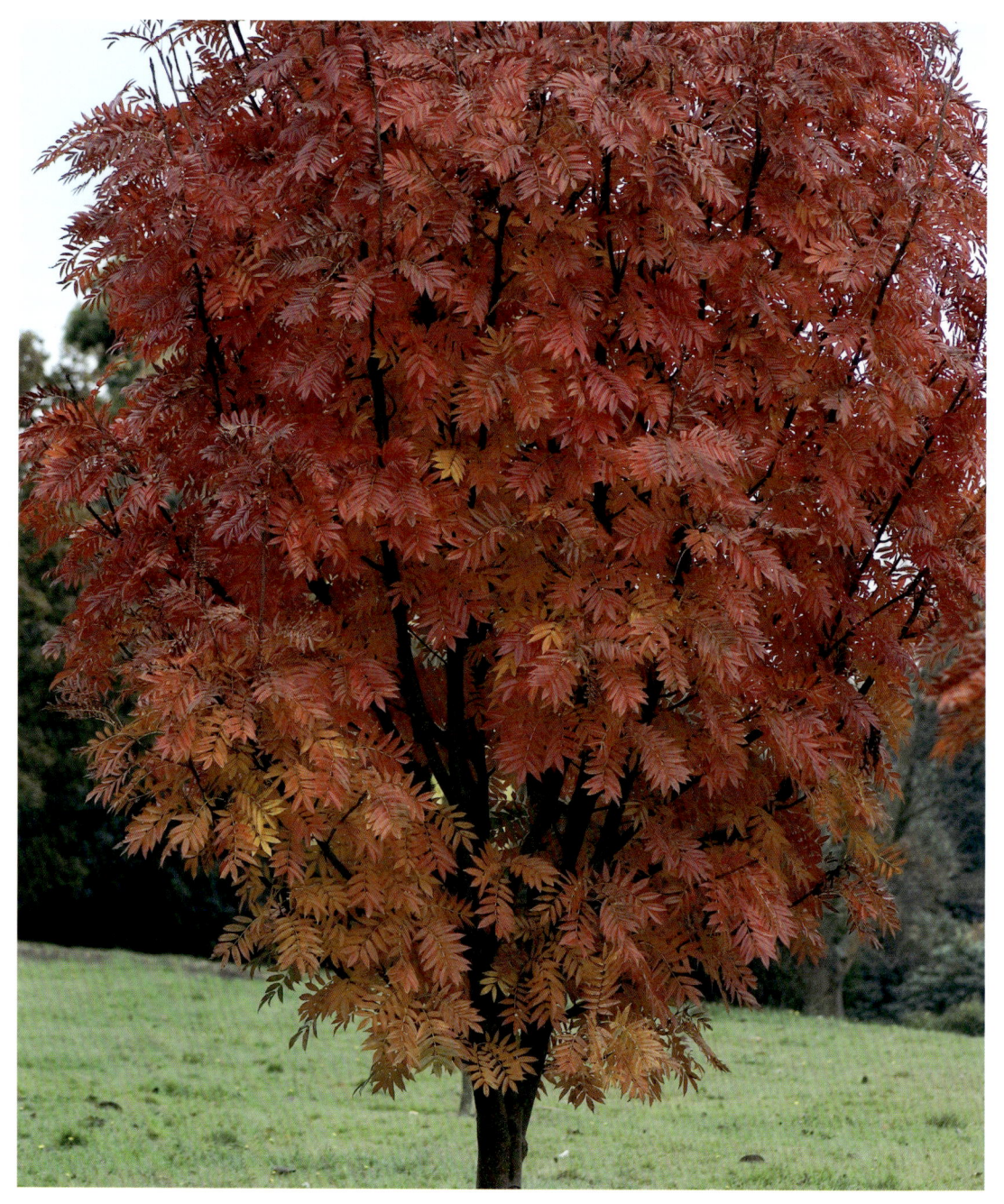

Die Eberesche

Vogelbeerbaum

Die Eberesche (Sorbus aucuparia) – auch als Vogelbeere, Ebsche oder Krametbeerbaum bekannt – trifft man häufig auf Lichtungen, an Waldrändern und in Kahlschlägen an. Im Vergleich zur Eiche wirkt sie eher zart, leicht und lichtdurchflutet und ihre Blüten, Knospen und frischen Blätter verströmen im Frühling einen zarten Duft nach Marzipan. Im Spätsommer färben sich die doldenartig angeordneten Beeren korallenrot und locken viele Vögel an.

Mythen und Geschichten

Die Eberesche ist dem germanischen Gott Donar geweiht. Alte Überlieferungen berichten, dass dieser einmal in einen reißenden Fluss gefallen ist und sich mit letzter Kraft an einem Ebereschenast festhalten konnte.

Die nordischen Völker verehren die Eberesche als Schutzbaum. Überzeugt von der magischen Schutzwirkung des Baumes, ließen die Leute früher oft Kinderwiegen aus Ebereschenholz anfertigen. Um das Vieh vor Krankheiten zu schützen und die Fruchtbarkeit zu fördern, wurden an der Stalltür Ebereschenzweige aufgehängt. Keltische Druiden pflanzten die Eberesche an ihren heiligen Ritualplätzen und fertigten Zauberstäbe daraus.

Heilkräftige Anwendungen und Rezepte

Früher wurden die Beeren der Eberesche getrocknet und im Winter vermahlen. Das Mehl wurde mit Wasser zu einem Brei angerührt oder zum Strecken vom Brotmehl verwendet. Im frischen Zustand wirken die Beeren abführend. Als Tee gekocht sind sie stopfend und steigern die Gallen- und Leber-

funktion. Getrocknete Beeren erfrischen, sind durstlöschend und schweißhemmend und wirken anregend auf das Herz. Man sollte allerdings nur fünf bis acht Beeren täglich verzehren, da größere Mengen zu Durchfall und Erbrechen führen können. Durch Kochen werden Ebereschenbeeren für uns besser bekömmlich. Da ihr Saft einen deutlich höheren Vitamin-C-Gehalt als Zitronen hat, steigert er täglich eingenommen das Immunsystem.

Aus den Blättern wird ein wassertreibender, antirheumatischer, stärkender, entzündungshemmender und entblähender Tee hergestellt. Mit Milch aufgekocht und mit Honig gesüßt sind die Blätter ein lindernder Hustentee für Kinder. Auch die Blüten wirken hustenreizlindernd und helfen als Gurgellösung bei Halsentzündungen.

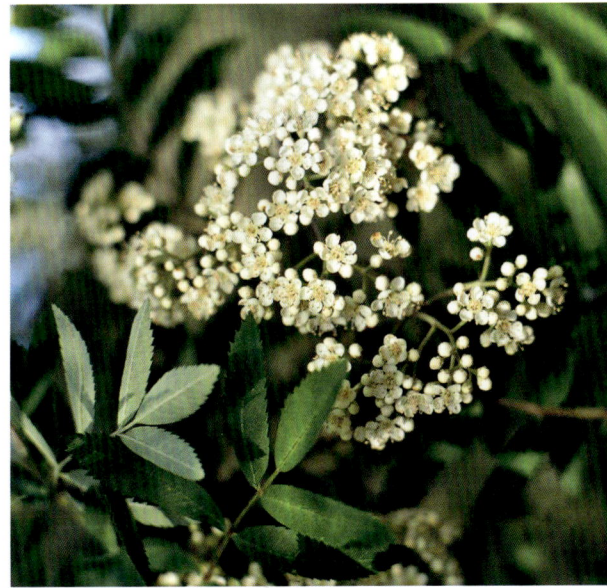

Eine besondere Laune der Natur lässt die zarten, lieblichen Ebereschenblüten nach Marzipan duften.

Magenfreundlicher Ebereschenblättertee

....

1 TL Ebereschenblätter, ¼ l Wasser

1 Ebereschenblätter mit kochendem Wasser übergießen und 5 Minuten ziehen lassen.

2 Den Tee abseihen und bei akuten Magen- und Darmbeschwerden mehrmals täglich eine Tasse trinken.

Tipp: Um stärkend auf den gesunden Magen zu wirken, empfiehlt es sich, 1 Stunde vor dem Essen eine Tasse Ebereschenblättertee zu trinken.

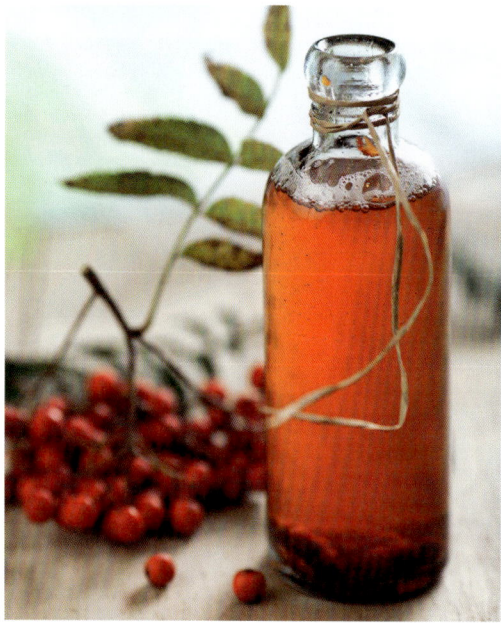

Viele Köstlichkeiten lassen sich aus den Beeren der herben, vitaminreichen Eberesche herstellen.

Stärkendes Ebereschenkompott

....

1 kg Ebereschen, Wasser, Rohrzucker

1 Die Früchte waschen und in einen Topf füllen. Mit Wasser bedeckt kochen, bis sie weich werden, aber noch nicht aufplatzen.

2 Zucker nach Geschmack dazugeben und nochmals aufkochen. Das Kompott in Gläser abfüllen und verschließen.

Tipp: Dieses Kompott schmeckt zu Käse, Wild- und Rindfleischgerichten. 1 TL Beerenkompott täglich stärkt das Immunsystem.

Ebereschen sowie andere Wildfrüchte sollten nach dem ersten Frost gepflückt werden, da dadurch die Bitterstoffe weniger werden. Wer früher ernten will, um nicht die ganze Ernte an die Vögel abzutreten, sollte die reifen Beeren pflücken und einfrieren. Beim Auftauen die Beeren für ein paar Stunden im Warmen stehen lassen, damit sich die Bitterstoffe umwandeln können.

Ebereschen-Seelenschmeichler

....

2 Handvoll junge Blätter und Blüten der Eberesche,
1 Vanilleschote, 1 l Cognac, 150 g Zucker, 150 ml Wasser

1 Blätter und Blüten in ein Glas füllen. Vanilleschote aufschlitzen, in das Glas geben. Mit Cognac übergießen, verschließen und 14 Tage an einem warmen Ort stehen lassen. Immer wieder schütteln.

2 Zucker und Wasser 5 Minuten sprudelnd kochen, abkühlen lassen. Ansatz abseihen und mit dem Zuckergemisch vermengen. In Flaschen füllen und 4–6 Wochen reifen lassen.

....

Energie aus der Natur

KLEINE AUSZEITEN, IN DENEN SICH UNSERE GEDANKEN BERUHIGEN
UND ENTSPANNEN, KÖNNEN DAS LEBEN UNENDLICH BEREICHERN. DAS KÖNNEN
REALE AUSFLÜGE AN LIEBLINGSPLÄTZE IN DER NATUR SEIN ODER
FANTASIEREISEN – HIER EIN BEISPIEL.

Naturwahrnehmung am Waldrand

»Es ist Sommer und ich bin zu meinem Lieblingsplatz am Rande einer Wiese und eines Wäldchens unterwegs. Es ist angenehm warm und während noch vor wenigen Minuten die Sonne vom Himmel brannte, kommt nun ein angenehmer Wind auf. Ich setze mich unter zwei große, ausladende Fichten, gesäumt von riesigen Haselnusssträuchern, Weißdorn, Eschen, Ebereschen und vielen anderen Pflanzen und lausche dem Wind. Die kühle Rinde der Fichte spüre ich an meinem Rücken, vereinzelt krabbeln Ameisen über meine nackten Füße. Ich lehne den Kopf zurück und schließe die Augen. Der feine, harzige Geruch der Fichte steigt in meine Nase. Als der Wind stärker wird, wechselt der Duft und ich rieche das trocknende Heu auf der Wiese, dann den frischen, erdigen, etwas modrigen Duft warmer Walderde. Die Fichtenäste ächzen im Wind, die Haselbüsche und Laubbäume rauschen und in der Ferne höre ich Kinder lachen.

Während ich hier sitze und mich entspanne, fühle ich, wie sich mein Körper langsam mit Energie füllt. Die vielen wirbelnden Gedanken in meinem Kopf kommen zur Ruhe und ein friedliches Gefühl breitet sich in mir aus. Je länger ich hier so entspannt sitze, umso ruhiger und gleichzeitig energiegeladener fühle ich mich. Im Dorf schlägt eine Kirchturmuhr, aber ich mache mir nicht die Mühe, ihre Schläge mitzuzählen. Ich sitze einfach hier, höre, rieche und genieße. Im Hintergrund grollt leise der Donner, ein Gewitter zieht auf. Ein Farnwedel kitzelt an meinen Füßen und ich öffne die Augen.

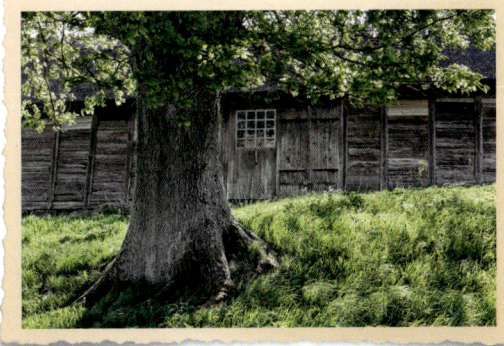

*Ein großer alter Baum, inmitten von Feldern,
lädt den Besucher zum Verweilen ein.*

Ich lasse meinen Blick über die Wiese streifen, über die moosbewachsenen Wurzeln der Fichte, die nickenden Gräser im Wind. Ich nehme dieses Bild noch einmal ganz bewusst wahr.

Jetzt ist es langsam an der Zeit, sich auf den Heimweg zu machen. Gemütlich schlendere ich über die Wiese nach Hause, zurück in den Alltag. Aber die nächste Auszeit hier an dieser Stelle wird nicht lange auf sich warten lassen.«

Tipp: Wer nicht in der Nähe von Wäldern, Wiesen oder Parkanlagen wohnt, kann zu Hause in Gedanken einen entspannenden Ausflug unternehmen.

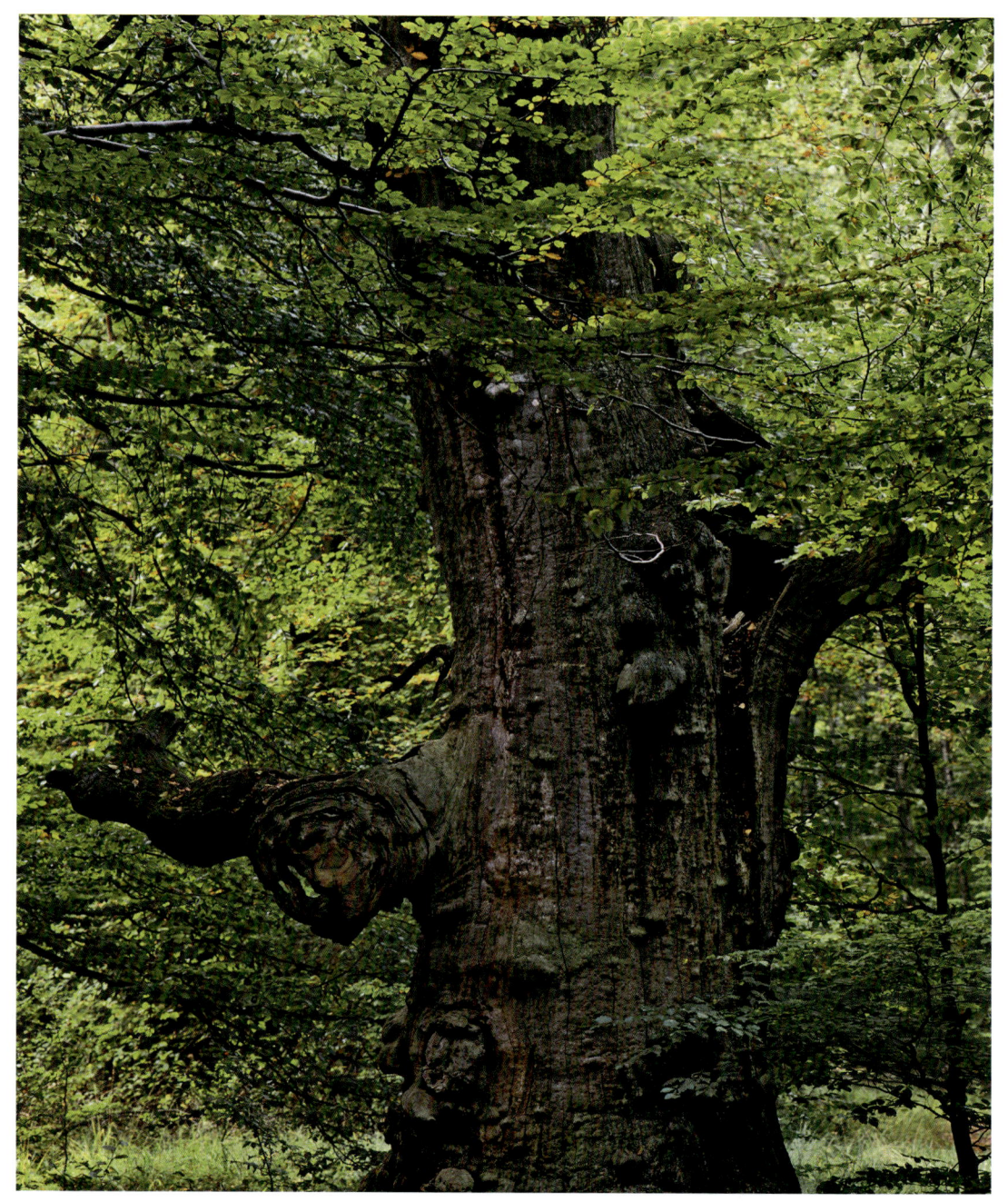

Die Eiche

Baum der Kraft und Stärke

Bei uns in Mitteleuropa sind zwei Arten der Eiche verbreitet: die Stieleiche *(Quercus robur)* und die Traubeneiche *(Quercus petraea)*. Eichen können viele Hundert Jahre alt und bis zu 40 Meter hoch werden, abhängig von ihrem Standort. Mit etwa 50 Jahren blühen sie das erste Mal. Wer die eher harten Eichenblätter kennt, wird über die filigranen Blüten bestimmt erstaunt sein.

Geht man durch den Herbstwald, so kann man in den Eichenbäumen das Kreischen der Eichel- und Tannenhäher hören. Sie streiten sich um die Früchte und verteidigen ihr Revier. Der Eichelhäher ist auch als Gärtner des Waldes bekannt. Eifrig sammelt er Eicheln und legt überall im Waldboden seine Vorratskammern für den Winter an. Manche davon findet er nicht mehr und pflanzt auf diese Weise an vielen Stellen neue Bäume aus.

Mythen und Geschichten

Als Heiligtum der Germanen war die Eiche dem Gewitter- und Kriegsgott Donar geweiht. Die Donareiche stand mitten im Land der Chatten, einem alten germanischen Stamm. Dort wurden Gerichtsversammlungen und religiöse Feiern unter den alten, heiligen Eichenbäumen abgehalten. Im Zuge der Christianisierung wurden diese unter dem Erlass von Papst Gregor II. gefällt.

Auch bei den Kelten galt die Eiche als heiliger Baum. Das Wort Druide leitet sich von »dair«, dem keltischen Wort für Eiche ab. Die Druiden ernteten die Misteln der Eiche mit ihren goldenen Sicheln. Bei den Römern war die Eiche Jupiter geweiht.

Im Mittelalter wurden adelige Landsitze mit Eichen als Grenzbäume umpflanzt, in der Nähe von Häusern sieht man Eichen allerdings selten. In vielen Wappen und im Zunftzeichen der Gerber findet man das Eichenlaub wieder, denn die Eichenrinde enthält einen hohen Anteil an Gerbsäure, die zum Gerben von Leder verwendet wurde.

Früher, als man das Vieh noch auf Waldweiden hielt, waren die Eichen sehr begehrt. Die Früchte lieferten wertvolle Nahrung für Rinder, Ziegen und Schweine. Das führte allerdings mit der Zeit dazu, dass keine jungen Bäume mehr nachwuchsen und die Wälder überalterten. Mitunter war das ein Grund für die Holzknappheit im Mittelalter.

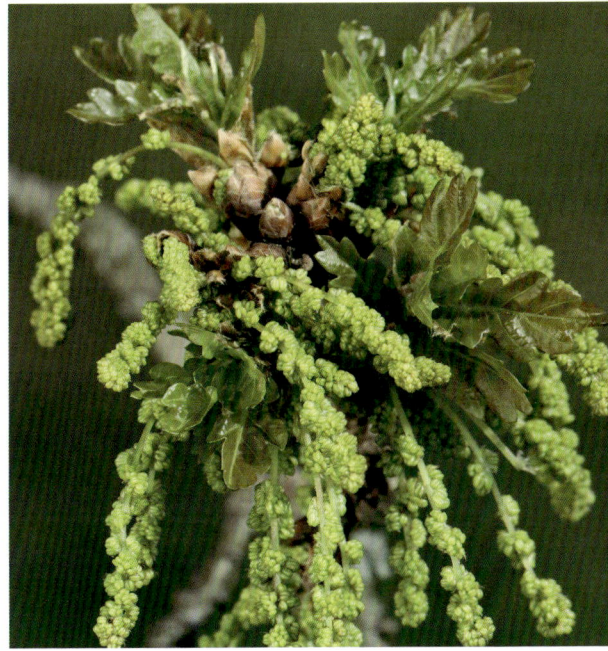

Wer Eichen kennt, kann fast nicht daran glauben, dass diese starken, knorrigen Bäume so zarte Blüten tragen.

Die Eiche wurde immer dem Mann beziehungsweise dem männlichen Prinzip zugeordnet. Auch Robin Hood lebte im Eichenwald von Sherwood, so erzählt es zumindest die Geschichte. Wie der Lorbeerkranz bei den Griechen und Römern, stand bei uns der Eichenkranz für Stärke und Sieg. Als Beigabe in Räuchermischungen symbolisiert die Eiche heute noch Macht, Kraft und Stärke.

In England war es lange Zeit Brauch, bei langwierigen Zahnschmerzen einen Nagel in eine Eiche zu schlagen. Der Baum sollte den Schmerz lindern und übernehmen. Die Eiche wurde hauptsächlich als Schutz- und Heilmittel der Volksmedizin verwendet.

Heilkräftige Anwendungen und Rezepte

Durch den hohen Gerbstoffgehalt wirkt Eichenlaub zusammenziehend, entzündungshemmend, blutstillend und straffend. Die Rinde ist schweißhemmend, narbenbildend und straffend. Hier wird eine Abkochung verwendet. Ein Sitzbad aus Eichenrinde sowie das Sitzen auf einem heißen Eichenbrett lindert Schmerzen bei Hämorrhoiden und bewirkt das Zusammenziehen der Venen.

Ein Kaffee aus den Eicheln wirkt sich stärkend auf das Allgemeinwohl aus und reguliert den Magen- und Verdauungstrakt.

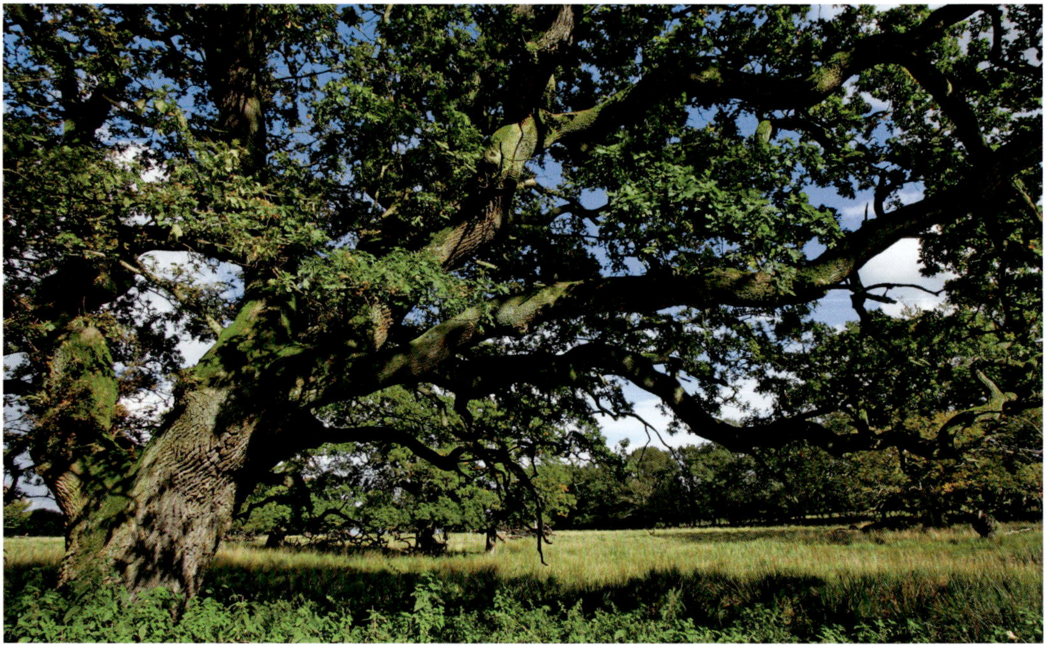

Auch wenn der Eiche die Leichtigkeit des Ahorns und die Milde der Linde fehlt, ist sie doch ein Baum der Macht und Stärke, sehr traditionsreich und in vielen alten Wappen zu finden. Aus Eichenlaub wurden Siegerkränze gewunden.

Krafträucherung

Je 1 Teil Eichenblätter, Eichenblüten, Meisterwurz, Brennnesselsamen, Alantblüten, wilde Minze, 3 Teile Lärchenharz, Sand, feuerfeste Schale, Räucherkohle

Alle Zutaten trocknen, zerkleinern und mischen. Eine Prise der Mischung auf einer Räucherkohle wie auf Seite 36 beschrieben verräuchern. Nach dem Räuchern die Räume gut durchlüften.

Wohltuendes Fußspray

5 frische Eichenblätter, etwas Quendel und Salbei, ¼ l Wasser, 1 TL Natron

1 Eichenblätter, Quendel und Salbei mit einem Messer zerkleinern, in eine Schüssel geben und mit kochendem Wasser übergießen. Kräutertee abkühlen lassen und abseihen.

2 Das Natron in eine 100-ml-Sprühflasche geben und mit dem Kräutertee aufgießen. Verschließen und gut schütteln. Das Spray wirkt schweißhemmend.

Achtung: Das Fußspray färbt sich ziemlich dunkel und kann auf heller Kleidung Flecken hinterlassen.

Milder Eichelkaffee

Eicheln, Wasser, etwas Kardamom

1 Die Schalen der Eicheln aufbrechen. Früchte kleinschneiden und in einer Pfanne bei mäßiger Hitze rösten.

2 Abkühlen lassen und grob im Mörser zermahlen. Eichelmehl gut verschlossen aufbewahren.

3 1 Tasse Wasser mit 1 TL Pulver kurz aufkochen und mit einer Prise Kardamom verfeinern. Kaffee mit Milch genießen.

Tipp: Wer in der Nähe eines Baches wohnt oder einen Brunnen zu Hause hat, kann sich die Vorarbeit deutlich erleichtern. Die Eicheln werden in ein engmaschiges Wäschenetz gegeben und einen Tag lang ins fließende Wasser gelegt. Am besten das Netz mit einem Stein beschweren, damit es nicht davonschwimmt. Nach ein paar Stunden springen die Eicheln auf und können einfach aus der Schale gelöst werden. Gleichzeitig verlieren sie einen Teil ihrer Bitterstoffe.

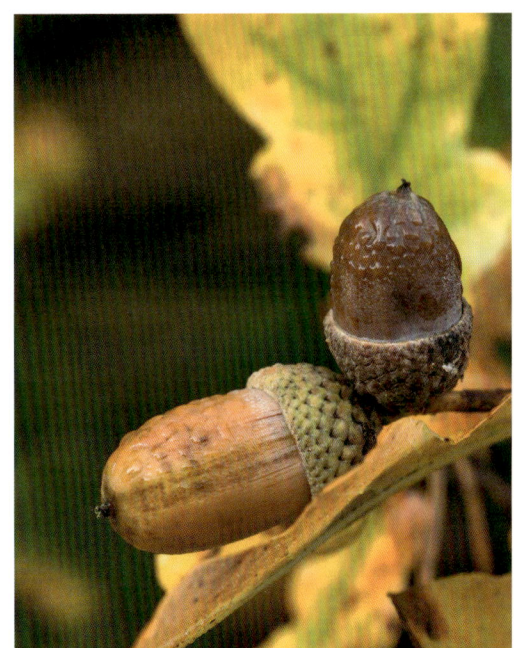

Aus Eicheln wurden in Notzeiten Kaffee und Mehl hergestellt. Dies war ein arbeitsreiches Unterfangen.

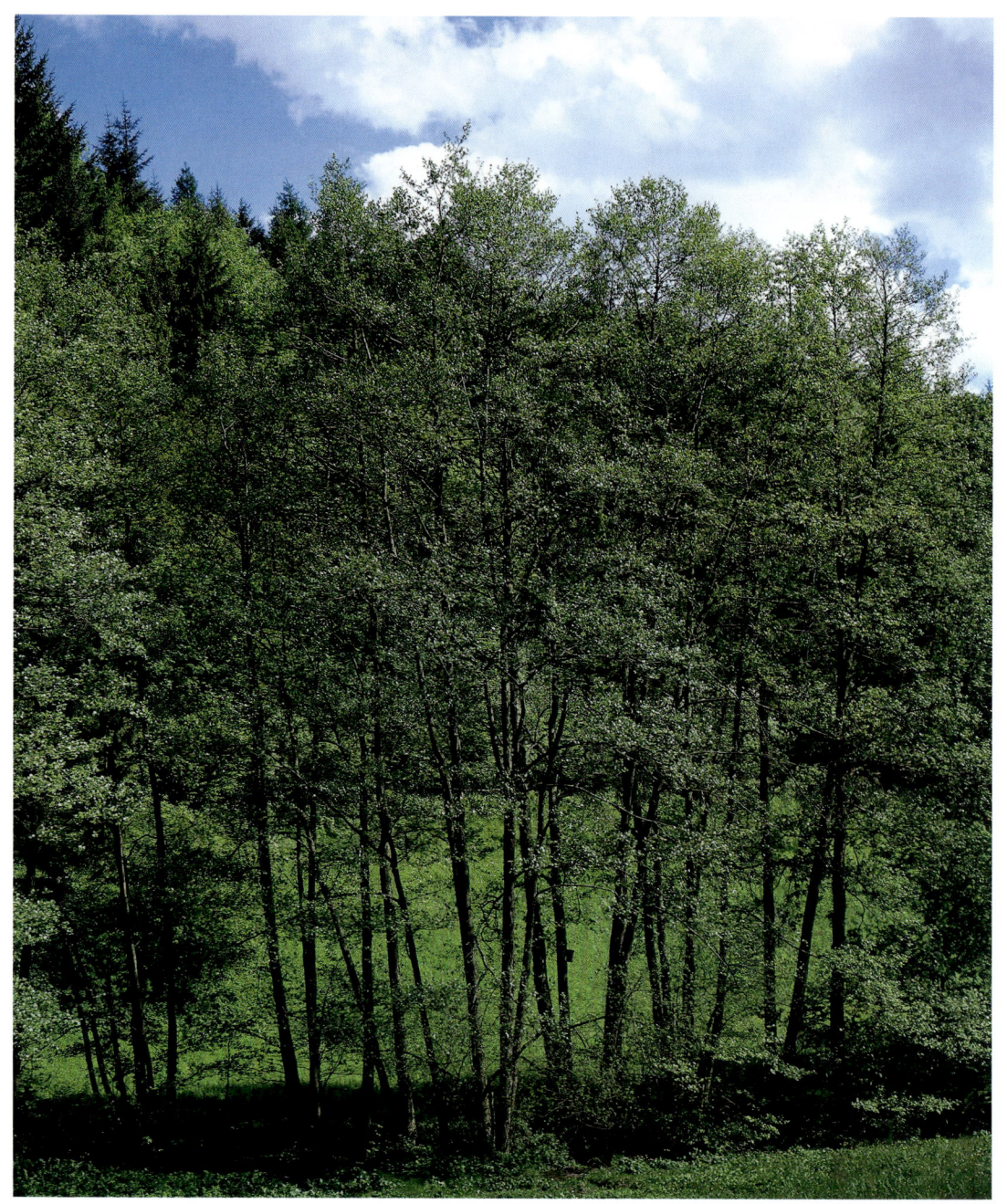

Die Erle

Baum der Irrlichter und Wassergeister

Bei uns in Mitteleuropa sind die Schwarz-, Grün- und Grauerle heimisch. Sie gehören zur Familie der Birkengewächse. Erlen *(Alnus)* können selbst auf unfruchtbarem Boden und in überfluteten Auwäldern existieren. Sie stellen keine großen Ansprüche.

Wenn Erlen gefällt werden, »bluten« sie. Das Holz verfärbt sich gelb-rot. Es ist ein leicht reißendes Holz und hat daher für die Möbelindustrie keinen großen Wert. Saugt es sich aber mit Wasser voll, kann es für Brunnen und Wasserrohre verwendet werden, die sehr lange haltbar sind. Erlenrinde wird als Gerbmittel für Leder verwendet und aus den Erlenzapfen lässt sich sehr gut Tinte machen.

Mythen und Geschichten

Vielfach wachsen Erlen auch in Mooren. Man munkelte, dass sich hier bei Dämmerung und Nebel Wassergeister, Erlkönige, Elfen und Irrlichter aufhalten würden, die schon manchen Wanderer in ihren Bann gezogen haben. Besonders hüten sollte man sich aber vor der Erlenfrau mit den roten Haaren, die einen Bräutigam sucht und diesen mit in ihr Reich nimmt. Sie gilt als Göttin der Fruchtbarkeit und Freude, aber auch des Lebens nach dem Tod. Zum Schutz vor allem Bösen steckte man sich daher Erlenzweige ans Haus und verwendete Teile der Erle für schutzgebende, reinigende und fruchtbarkeitsbringende Räucherungen.

Heilkräftige Anwendungen und Rezepte

In der Volksmedizin hat die Erle eine schmerzlindernde, kühlende, fiebersenkende, entzündungshemmende, wundheilende Wirkung und wird bei Hautausschlägen und eiternden Wunden verwendet. Außerdem wird der Erle nachgesagt, spirituelle Eigenschaften beim Menschen zu fördern und anzuregen. Daher stellen Schamanen aus Erlenholz und Erlenzweigen Schutzamulette her. Erlenblätter können als Tee oder Absud zum Abstillen verwendet werden.

Beruhigendes Gurgelmittel

1 Teil Erlenrinde, 1 Teil Blutwurz

1 Die Rinde und die Wurzel grob zerkleinern und mischen. 1 TL davon mit 1 Tasse Wasser erwärmen und für 10 Minuten köcheln lassen.

2 Abseihen und nach dem Abkühlen auf Körpertemperatur schluckweise zum Gurgeln verwenden.

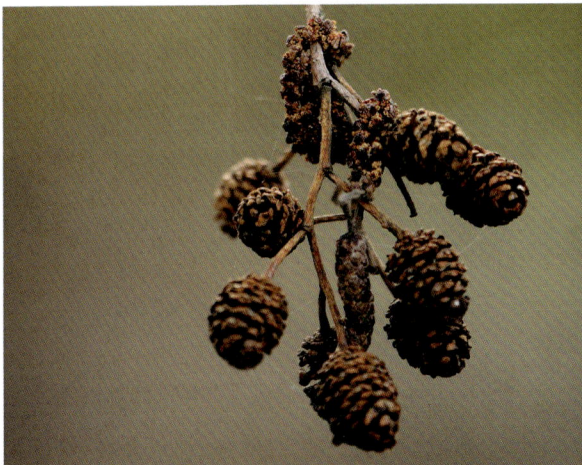

Erlenzapfen erfreuen uns bei unseren Herbst- und Winterspaziergängen und eignen sich als Dekoration.

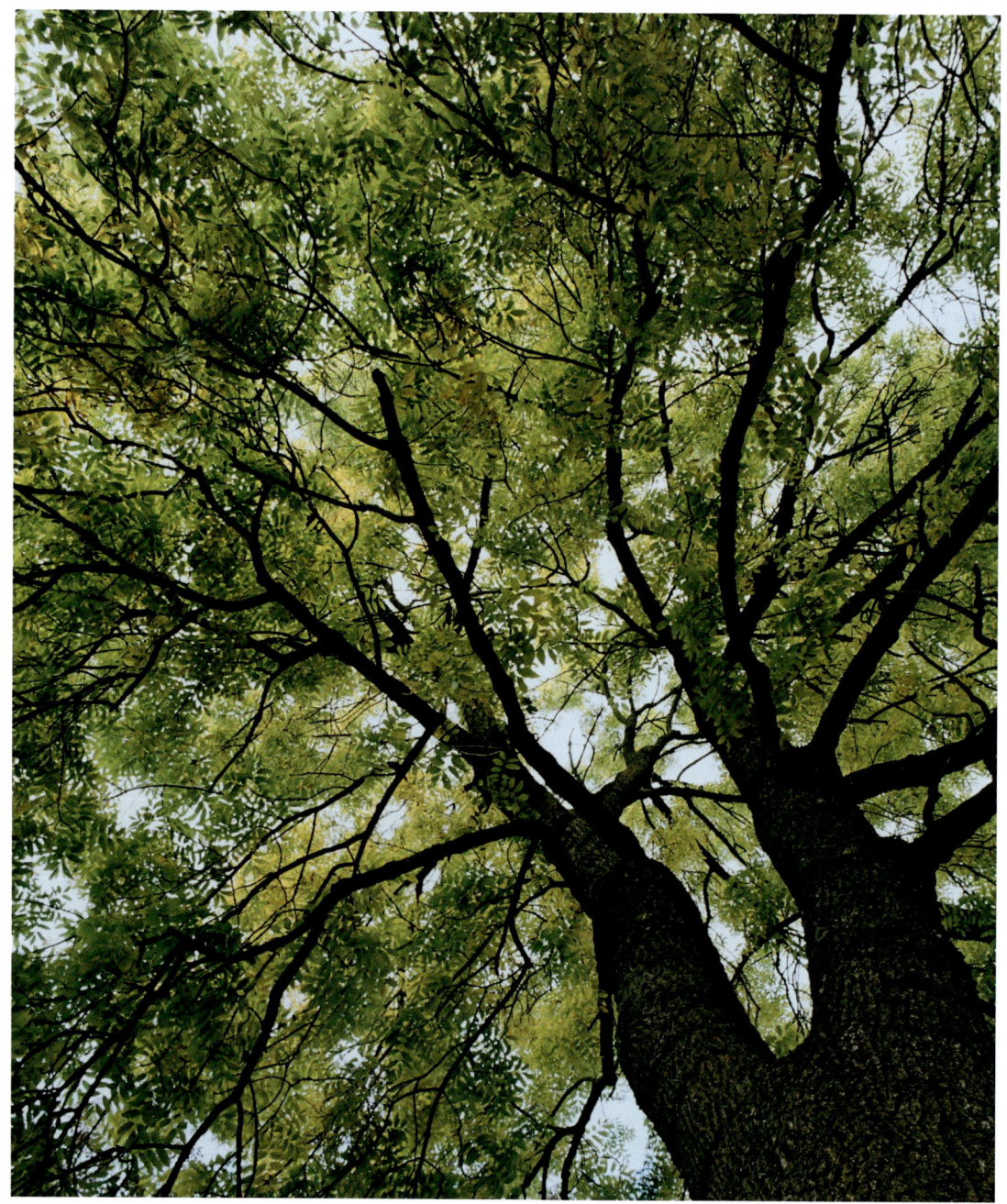

Die Esche

Weltenbaum

Die Esche *(Fraxinus)* ist ein Ölbaumgewächs. Erst spät im Jahr erfreut sie uns mit ihrem hellen, lichten Laub. Sie wächst sowohl an trockenen als auch an feuchten Standorten und wirkt stabilisierend auf Bachläufe und Flussufer. Im Herbst verliert sie rasch ihre Blätter. Diese trocknen und zerfallen sehr schnell und verwandeln sich in Erde.

Das Eschenholz ist ein schweres, hartes aber elastisches Holz, welches gerne zum Drechseln verwendet wird. Früher diente es hauptsächlich als Waffenholz für Speere und Bögen. Yggdrasil, der Weltenbaum der nordischen Edda, ist eine Esche. Sie ist Stütze und Achse der ganzen Welt, verbindet Götter, Menschen und Unterwelt, an ihren Wurzeln entspringt der Quell der Weisheit und in ihr wohnen die unterschiedlichsten Tiere und Gestalten. Sie ist dem germanischen Gott Odin geweiht, der durchbohrt von einem Ast neun Tage verletzt an ihrem Stamm hing und dort die Runen ersann.

Symbolisch steht die Esche für die Macht des Wassers, für Fruchtbarkeit und Fortpflanzung. Die Indianer erzählen, dass der Gott der Schöpfung seinen Pfeil auf eine Esche abgeschossen hat, woraufhin aus dem Baum die Menschen entstanden sind. Auch die Pfeile des Liebesgottes Amor bestanden aus Eschenholz. Und die heilkräftigen Zauberstäbe der Druiden waren teilweise aus der Esche gemacht. Diese beschützten die Menschheit vor der Zerstörung durch das Wasser und bezwangen Gewitter und Regen.

An Johanni und Pfingsten bekamen die Tiere Eschenlaub zu fressen, um sie vor Krankheiten zu schützen. Neugeborene wurden mit dem Saft der Eschenblätter bestrichen, damit sie vor Krankheit und Gefahr gefeit waren.

Heilkräftige Anwendungen und Rezepte

Eschenblätter gelten als harntreibend, fiebersenkend, blutstillend, entzündungshemmend, reinigend, schmerzstillend, abführend, steinlösend, wundheilend und blutreinigend. Eschensamen steigern die Liebeskraft. Abkochungen aus der Rinde wurden früher zur Behandlung von Bisswunden von Schlangen und tollwütigen Tieren verwendet.

Magische Liebesräucherung

Eschensamen, Rosenblüten, Lavendel, Waldmeister, Sternanis, Benzoe, Sand, feuerfeste Schale, Räucherkohle

Alle Pflanzenteile trocknen und im gleichen Verhältnis mischen. Auf einer Räucherkohle wie auf Seite 36 beschrieben verräuchern. Nach dem Räuchern die Räume gut durchlüften.

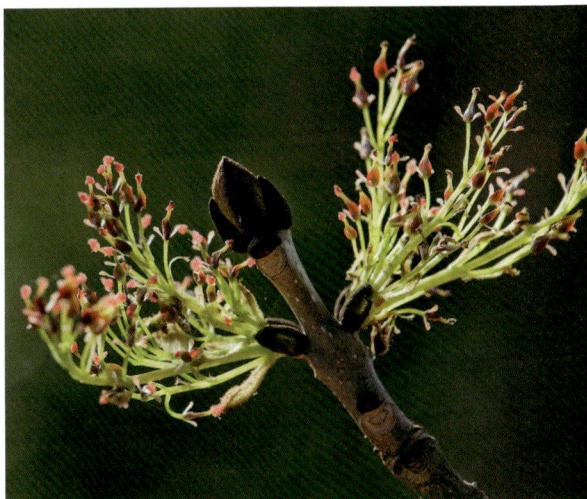

Auch hier zeigt uns die Natur, wie wunderschön und filigran die Knospen und Blüten der Bäume sein können.

Wohltuender Eschengeist

Eschenblätter, Eschensamen, Wacholderbeeren, wilde Minze,
Dost, Weidenblätter, Korn (38 %)

1 Die grob zerkleinerten Blätter, Samen und Beeren zu gleichen Teilen in ein weithalsiges Schraubglas geben und mit Korn aufgießen.

2 Das Glas gut verschrauben und für 14 Tage an einen warmen Ort stellen. Täglich schütteln. Danach die Blätter, Samen und Beeren abseihen und den Eschengeist in Flaschen abfüllen.

Tipp: Bei Gelenksschmerzen und Rheuma die betroffenen Stellen mit dem Eschengeist einreiben.

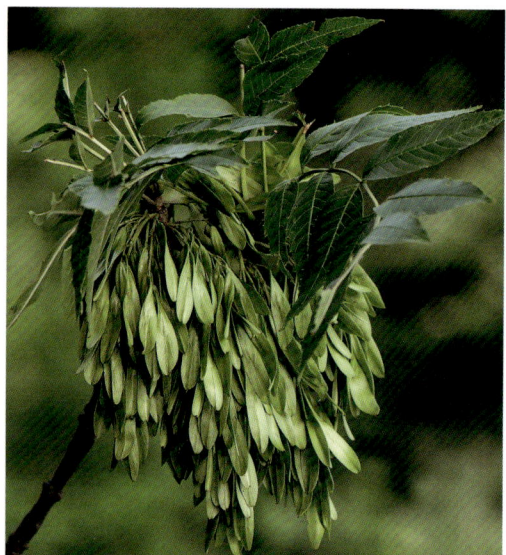

Die Samen des Weltenbaums werden besonders gerne für
Schutz- und Liebesräucherungen verwendet.

Lichtbringender Frenette

7 junge Eschenblätter, 1 l Weißwein

Eschenblätter in Weißwein einlegen. Gefäß verschließen und für 7 Tage ziehen lassen. Dieser Frenette schmeckt ausgezeichnet als frühsommerlicher Aperitif.

Rheumabaumtee

Eschenblätter, Weidenblätter, Birkenblätter

1 Die Blätter zerkleinern und mischen. 1 TL der Mischung mit 250 ml kochendem Wasser übergießen.

2 5 Minuten ziehen lassen, abseihen und schluckweise trinken.

Tipp: Der Tee wirkt lindernd bei rheumatischen Schmerzen und kann 2–3 × täglich getrunken werden.

Wildkraft-Smoothie

1 Handvoll Eschenblätter, 1 Handvoll Vogelmiere,
½ Avocado, ½ Apfel, etwas Zitronensaft, etwas frischen
Ingwer, 250 ml Wasser, etwas Leinöl

1 Eschenblätter, Vogelmiere, Avocado und Apfel grob zerteilen.

2 Die Mischung mit Zitronensaft im Mixer vermengen.

3 Geriebenen Ingwer, Wasser und Leinöl dazugeben und auf höchster Stufe nochmals kurz durchmixen. Sofort genießen!

Kleine Alltagshelfer

BAUMESSENZEN SIND ENERGETISCHE BAUMZUBEREITUNGEN ZUR UNTERSTÜT-
ZUNG DES EIGENEN INNEREN GLEICHGEWICHTS. EDWARD BACH, DER BEGRÜNDER
DER BACHBLÜTENTHERAPIE, WAR HIER EINER DER VORREITER.

Das Energiefeld eines Baumes

Wer sich für eine Rast unter einen Baum setzt und dabei offen für die Eindrücke aus der Natur ist, wird bereits festgestellt haben, dass jeder Baum anders auf uns wirkt. Bei manchen Bäumen fühlt man sich behaglich, bei anderen rastlos.

Diese Vorliebe ist vergleichbar mit unserer Vorliebe für Menschen. Oft entscheidet ein Augenblick, um feststellen zu können, ob man jemanden sympathisch findet oder nicht. Bei den Bäumen verhält es sich genauso. Jeder Baum hat ein eigenes Energiefeld, das sogenannte metamorphische Feld, das messbar ist und das auf uns wirkt, wenn wir dieses betreten. Diese Schwingungen werden wahrscheinlich feinfühlige Menschen eher erfassen als andere, doch unabhängig davon, wirkt die Energie auf uns alle.

Herstellung einer Baumessenz

Es gibt mehrere Möglichkeiten, eine Baumessenz zu gewinnen – hier eine Methode, die ich durch meine Freundin Lydia kennenlernen durfte. Ich stelle ein verschließbares Glas voll Quell- oder Brunnenwasser geöffnet am Fuße des ausgewählten Baumes ab. Ein Stückchen vom Baum entfernt setze ich mich auf eine Wiese oder Waldlichtung und warte ab. Wie lange ich warte, entscheide ich intuitiv. Es kann zwischen fünf und 30 Minuten dauern. Danach gieße ich ungefähr ein Drittel des Wassers zu den Wurzeln des Baumes und schraube das Glas zu. Zu Hause gebe ich auf zwei Teile Baumessenz einen Teil Birnenschnaps. Somit ist die Essenz haltbar

und die Birne als Rosengewächs unterstützt zusätzlich ihre Wirkung.

Aus dieser Uressenz gebe ich sieben Tropfen in eine 50-ml-Zerstäuberflasche und gieße mit Quellwasser auf. Das Spray verwende ich als Kissen-, Raum- und Körperspray, sprühe es auf meine Fußsohlen und auf die Pulspunkte der Hand. Auch ein paar Tropfen der Uressenz in meiner handgerührten Kosmetik können die Wirkung des Baumes auf mich übertragen.

Welchen Baum wähle ich für mich aus? Wenn wir uns auf unser Bauchgefühl verlassen, entscheiden wir uns eigentlich immer für den Baum, den wir gerade brauchen. Diese Baumessenz verwende ich dann für eine gewisse Zeit, bis sich das Gefühl einstellt, dass ich sie nicht mehr brauche.

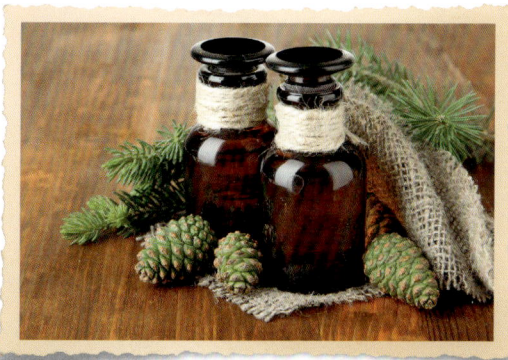

Baumessenzen unterstützen unser inneres Gleichgewicht und können z. B. als Raumspray verwendet werden.

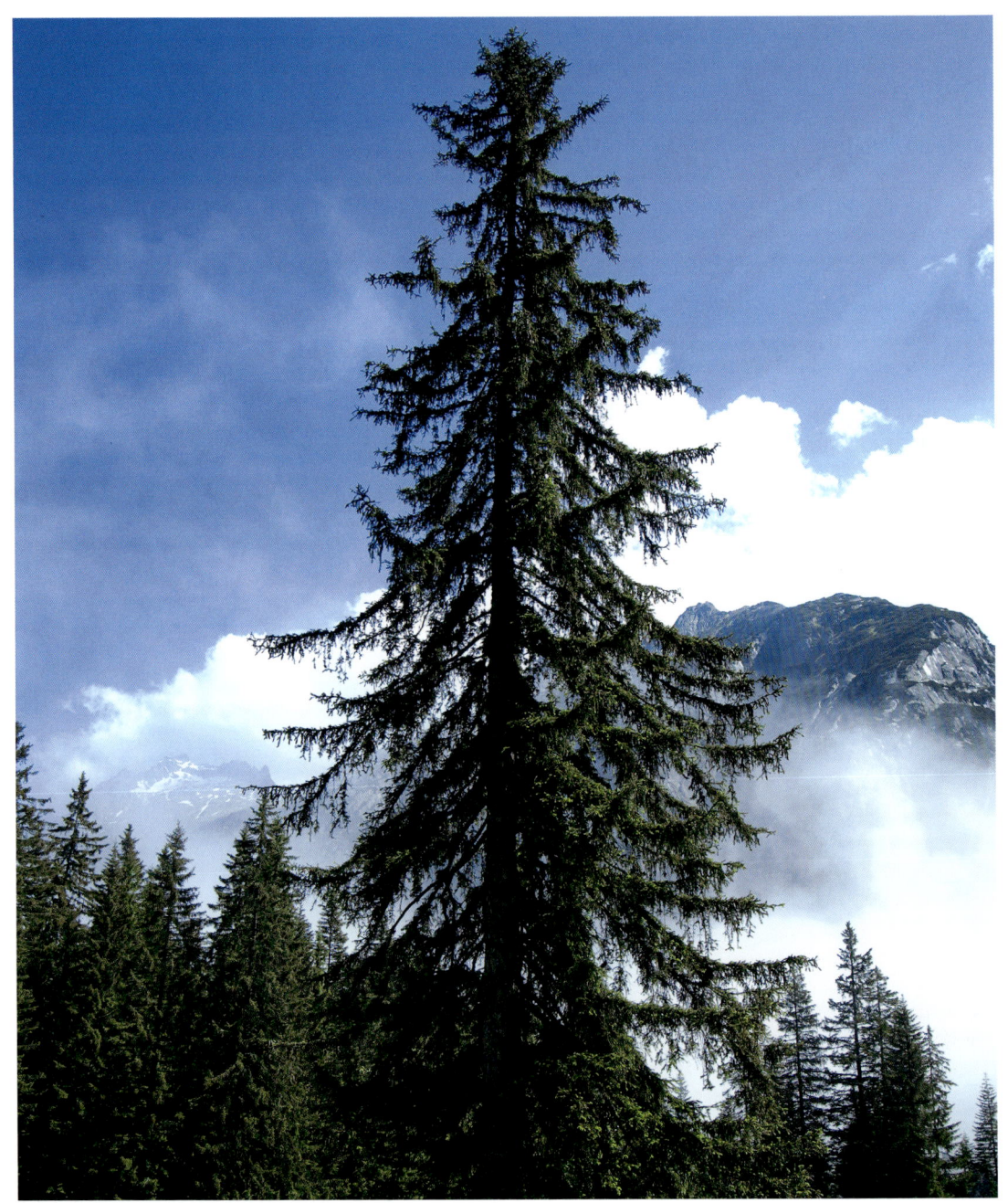

Die Fichte

Mutter- und Schutzbaum

~

Die Fichte *(Picea abies)* hat im Gegensatz zur Tanne hängende Zapfen und liebt feuchte Standorte. Unter ihrem dichten Nadelkleid gibt es nur spärliche Vegetation.

Als Nutzbaum in Monokulturen hat die Fichte vor ca. 200 Jahren in Europa Einzug gehalten. Nach Jahren herrschender Holzknappheit aufgrund des starken Bevölkerungszuwachses, wurde das Brennholz teuer gehandelt und streng rationiert. Mit der anspruchslosen, schnell wachsenden Fichte glaubte man, eine Lösung des Problems gefunden zu haben und forstete große Flächen damit auf. Noch heute ist der überwiegende Teil unserer Wälder mit Fichten bestockt.

Wenn man allerdings einzelne Bäume dieser künstlich geschaffenen Forste mit freistehenden Fichten am Berg vergleicht, erkennt man schnell den Unterschied. Eine einzelne Bergfichte, deren Äste bis zum Boden reichen, ist ein wahrhaft erhabener Anblick.

Mythen und Geschichten

Im Volksmund gibt es dieses Sprüchlein: *»Die Fichte sticht – die Tanne nicht.«* Und wirklich, es besteht ein Unterschied in der Härte der Nadeln, wenn man diese fester drückt.

Als Mutter- und Lebensbaum gilt die Fichte schon sehr lange als weiblicher Baum, der schützende und lebenserneuernde Wirkung auf uns Menschen hat. In früherer Zeit ließ man sich Krankheiten von Fichten abnehmen. Man vergrub z. B. den Auswurf einer Erkältung unter einem Fichtenbaum, um damit die Krankheit an den Baum zu übergeben. Auch Rheuma und Gicht bannte man, indem man sie der Fichte übertrug.

Der alte Ausspruch *»Einen in die Fichten führen«* rührt von dunklen Fichtenwäldern her und bedeutet *»Jemanden hinters Licht führen«.* Viele düstere Geschichten und Märchen spielen im dunklen Fichtenwald. Rotkäppchen ist dort dem bösen Wolf begegnet und Hänsel und Gretel haben sich darin verlaufen und das Hexenhäuschen angetroffen.

Im Totenkult spielt die Fichte ebenso eine Rolle. Die Römer haben bei Trauerfällen an der Haustür Fichtenzweige angebracht. Auch wurden grüne Fichtenäste auf den Scheiterhaufen gelegt.

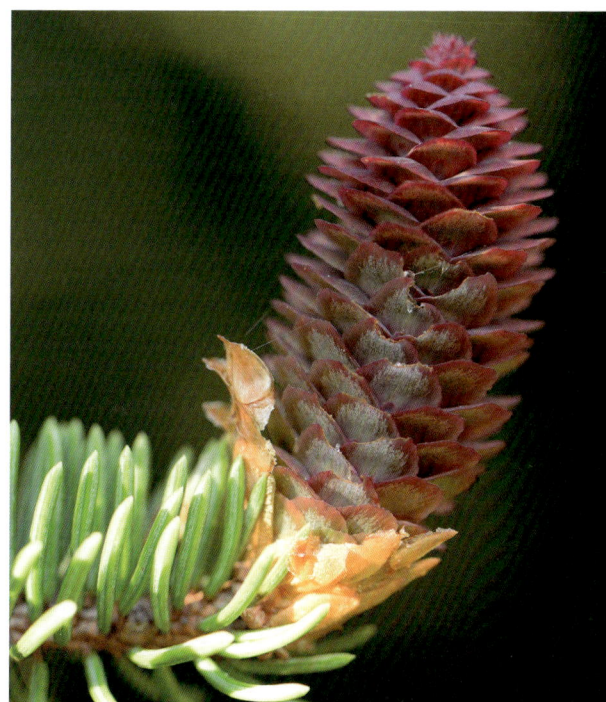

Etwa ein Jahr wachsen diese Fichtenzapfen. Als Kinder haben wir aus ihnen Häuser und Tiere gebaut.

Als Bauholz war und ist die Fichte sehr begehrt. Im Salzburger Thomatal sind heute noch sogenannte »Geigenwälder« zu finden. Begehrt als Klangholz für Geigen hat schon Stradivari die Wälder nach den bestklingenden Bergfichten absuchen lassen. Männer mit Äxten sind tagelang durch den Wald gewandert und haben am Stamm der Fichten geklopft. Sie konnten am Ton der Stämme genau feststellen, welche der Fichten besonders klangvolle Instrumente abgeben würden.

Heilkräftige Anwendungen und Rezepte

Die Fichte wirkt antibakteriell, schleimlösend, auswurf-fördernd, entkrampfend, abwehrsteigernd, beruhigend, stärkend, durchblutungsfördernd und ausgleichend. In der Heilkunde werden vor allem die Nadeln verwendet. Grüne Zapfen und Harztropfen sind geeignet für Räuchermischun-gen und Heilsalben.

Wohltuender Fichten-Almrosen-Honig

2 l junge Fichtensprossen, 2 l Alpenrosenblüten, Zucker, 1 Zitrone

1 Fichtensprossen und Alpenrosenblüten in einen großen Topf geben. Mit Wasser auffüllen, bis alle Pflanzenteile bedeckt sind. Ansatz aufkochen und für 10 Minuten köcheln lassen. Topf abgedeckt über Nacht stehen lassen.

2 Tee abseihen und mit der gleichen Volumenmenge Zucker zurück in den Topf geben. Langsam auf kleiner Flamme köcheln lassen, bis eine honigähnliche Konsistenz erreicht ist (kann mehrere Stunden dauern).

3 Zitrone auspressen und unterrühren. Noch einmal kurz aufkochen. Fichtenhonig in Gläser füllen und verschließen.

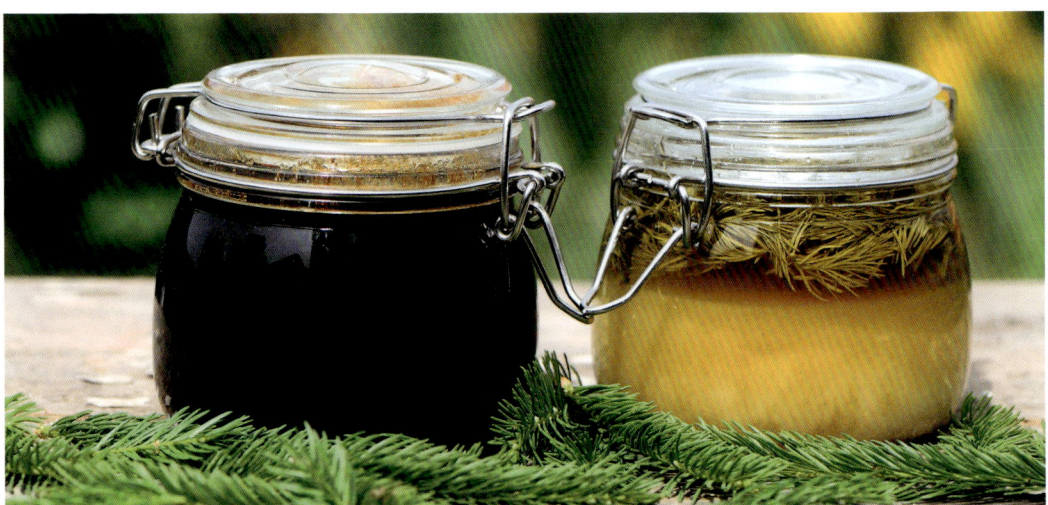

Aus frischen Fichtenwipfeln lassen sich viele Zubereitungen herstellen. Ob eine lindernde Einreibung oder ein hustenmildernder Honig, es gibt eine ganze Palette an wirkungsvollen und köstlichen Rezepten.

Feiner Fichtenkonfekt

Junge Maiwipfel, 100 g Vollmilchschokolade,
1 TL Kokosfett, 1 Tropfen ätherisches Orangenöl

1 Vollmilchschokolade und Kokosfett im Wasserbad erwärmen und zu einer geschmeidigen Masse verrühren. Orangenöl hineintropfen.

2 Maiwipfel zu 2/3 in die Schokoladenglasur tauchen und auf ein Backpapier zum Trocknen legen.

Schmerzlindernder Fichten-Franzbranntwein

1 Handvoll Fichtenwipfel, 3 EL Wacholderbeeren,
300 ml Korn (38 %), 3 Tropfen Rosmarinöl,
3 Tropfen Lavendelöl

1 Fichtenwipfel und leicht gequetschte Wacholderbeeren in ein weithalsiges Glas geben und mit dem Korn aufgießen.

2 Den Ansatz für 14 Tage an einem warmen Ort stehen lassen. Täglich schütteln. Danach den Ansatz abseihen und die ätherischen Öle dazugegeben. Gut schütteln!

Tipp: Dieser Franzbranntwein wirkt kühlend und schmerzlindernd bei Muskelkater und Rheuma.

Der Tannenhäher

Auch hier möchte ich gerne eine kleine Geschichte erzählen. Im Spätsommer war ich bei meiner Lieblingsfichte, um eine Essenz zu gewinnen. Als ich nach einiger Zeit das Glas dort wieder abholte, landete ein Tannenhäher in einer drei oder vier Meter entfernten Eberesche und fing an, mit mir zu kommunizieren. Er schnatterte so vor sich hin und sah mich dabei

die ganze Zeit an. Als er mir anscheinend alles mitgeteilt hatte, flog er wieder fort. Zwei Tage später ging ich erneut an dieser Stelle vorbei und fand eine schwarze Feder.

Immer, wenn ich in letzter Zeit dort in der Nähe unterwegs bin, folgt mir der Tannenhäher. Jetzt zwar in einiger Entfernung, aber er ist jedes Mal da. Dabei ist das Ereignis nun schon mindestens sechs Wochen her. Bei meinem letzten Spaziergang habe ich gemerkt, dass mir direkt etwas fehlt, wenn es einmal etwas länger dauert, bis er mich unter den Bäumen entdeckt.

Da er so hartnäckig an meiner Seite bleibt, habe ich unter den Krafttieren nachgesehen. Und siehe da, Eichel- und Tannenhäher gelten als Wächter des Waldes, sie symbolisieren Mut, Kraft und Stärke, ermutigen, den eigenen Weg zu gehen, und mahnen zur Achtsamkeit. Als Wächter des Waldes ist er wohl auch der richtige Begleiter für mich und dieses Buch.

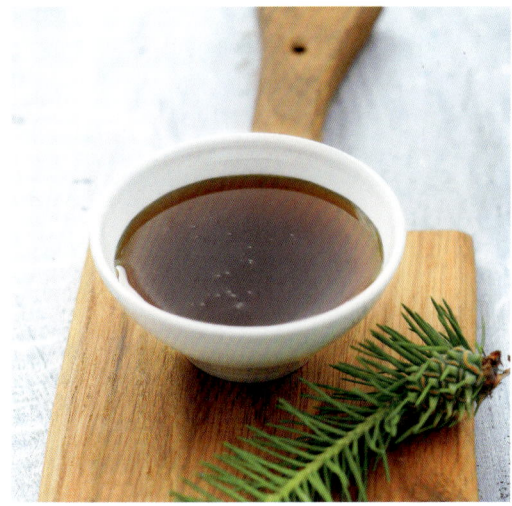

Der Tee aus frischen Fichtenwipfeln eignet sich besonders gut zur Herstellung eines milden Deos.

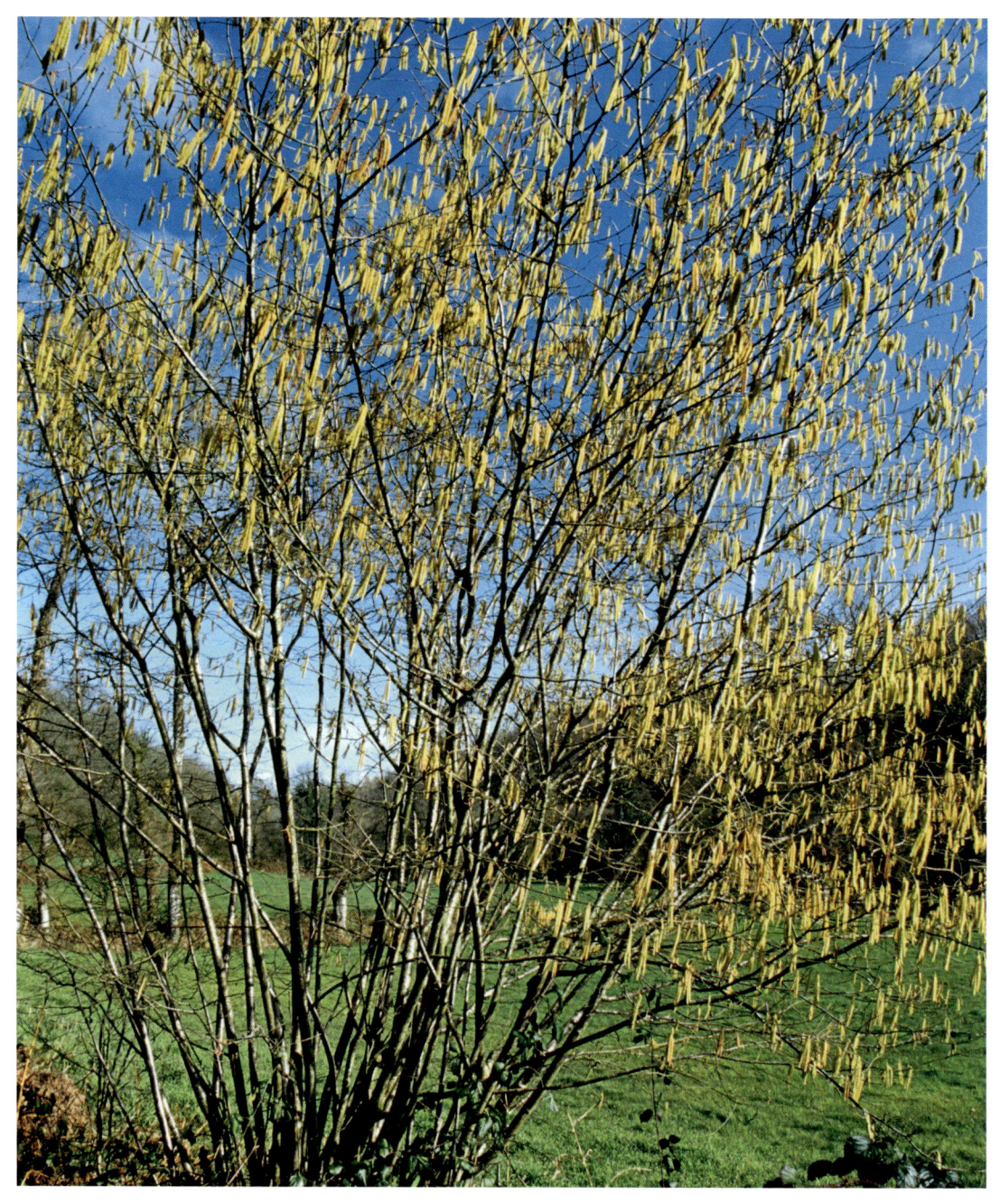

Die Haselnuss
Strauch der Magie und Weissagung

Die Hasel *(Corylus avellana)* kann bis zu zwölf Meter hoch werden. Man trifft sie sehr oft als Heckenpflanze an Geröllansammlungen am Feldrand an. Im Volksmund ist die Haselnuss auch als Hagennuss, Lämmerschwanz und Märzennudel bekannt. Sie bildet eine breite, buschige Krone aus. Ihre behaarten Blätter sind eiförmig und am Ende zugespitzt. Die hängenden männlichen Kätzchen blühen blassgelb, die weiblichen Blüten bilden kleine, rote Knospen.

Mythen und Geschichten

Bei den Germanen war die Hasel dem Donnergott Thor geweiht und die Kelten sahen in ihr den Sitz des Wissens. In der Mythologie ist der Haselnussstrauch ein Symbol des Friedens und wird gerne als Wünschelrute verwendet. Wünschelruten werden vorwiegend am Dreikönigstag, zu Maria Lichtmess und zu Johanni geschnitten.

Die Hasel gilt zudem als Symbol der Fruchtbarkeit, wie es in den Märchen oft aufgezeigt wird. Aschenputtel bekam von seinem Vater einen Haselzweig geschenkt, den es am Grab der Mutter einpflanzte. Die Haselnüsse haben Aschenputtel später ein schönes Kleid, Schuhe und eine Kutsche beschert, damit es am Ball im Königsschloss teilnehmen konnte.

Haselzweige am Hut helfen Wanderern gegen Gewitter. Das konnten wir neulich in unserem Bergdorf Irschen beweisen. Alljährlich am ersten Juliwochenende findet das Irschner Kräuterfestival statt. Vergangenes Jahr gab es selten einen Tag ohne Regen und wir hatten immer den Himmel im Blick, da unser Festival hauptsächlich in den Gärten und rund um den Dorfplatz stattfindet.

Als Thema des Jahres hatten wir die Magie der Pflanzen gewählt und dazu eine kleine Ausstellung errichtet. Als ich gerade ein paar Dekorationen zurechtrückte, kam Walter – unser Wirt, der sich auf Kräuter- und Wurzelschnäpse spezialisiert hat – herein und fing an, in den Ausstellungstexten zu lesen. Bei dem Text mit den Haselzweigen und dem Gewitter blieb er stehen und fing an zu grinsen. Er glaubte mir nicht, dass das helfen sollte. Da er immer einen Hut trägt, haben wir eine Probe aufs Exempel gemacht: Zwei Tage lang trug Walter einen Haselzweig am Hut. An beiden Tagen hatten wir keinen Regen, wohl aber die Nachbarorte, dort ging überall ein Gewitter nieder. Daher sollte man alten Überlieferungen besser immer eine Chance geben, bevor man sie als unwahr abstempelt.

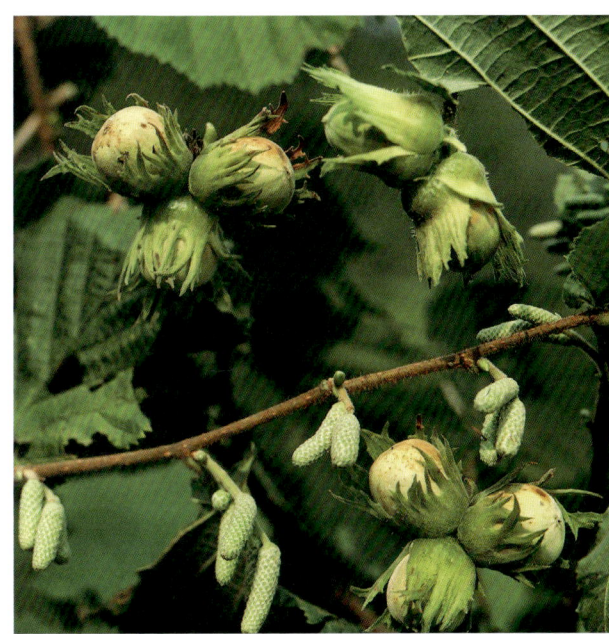

Bei der Ernte von Haselnüssen sollte nicht gezögert werden, ansonsten sind die Eichhörnchen schneller.

Heilkräftige Anwendungen und Rezepte

Die Öle der Haselnüsse enthalten wichtige Fette, Proteine, Mineralsalze und Vitamine. Die Haselkätzchen gelten als fiebersenkend und schweißtreibend, ihr Tee wird bei Fettleibigkeit und bei Kreislaufstörungen empfohlen. Haselnussblätter und -rinde können geräuchert werden, sie sind tröstend und stärken das Urvertrauen. Die Blätter und die Rinde wirken zudem zusammenziehend, gefäßverengend, blutstillend und fiebersenkend und helfen bei schlecht heilenden Wunden und Hauterkrankungen.

Wer Allergien auf Haselnüsse hat, sollte auf sämtliche Anwendungen der Haselnuss verzichten!

Herbstlicher Haselnusslikör

*250 g frisch geerntete und geschälte Haselnüsse,
700 ml Birnenschnaps, 1 aufgeschlitzte Vanillestange,
3 gemörserte Samen Kardamom, 100 g Honig,
125 ml warmes Wasser*

1 Haselnüsse zerkleinern. Mit dem Schnaps und den Gewürzen in ein weithalsiges Glas füllen. 4 Wochen an einem hellen Ort stehen lassen. Immer wieder schütteln.

2 Ansatz filtern. Honig im Wasser auflösen und mit dem Ansatz mischen. In Flaschen füllen und 4 Wochen ruhen lassen.

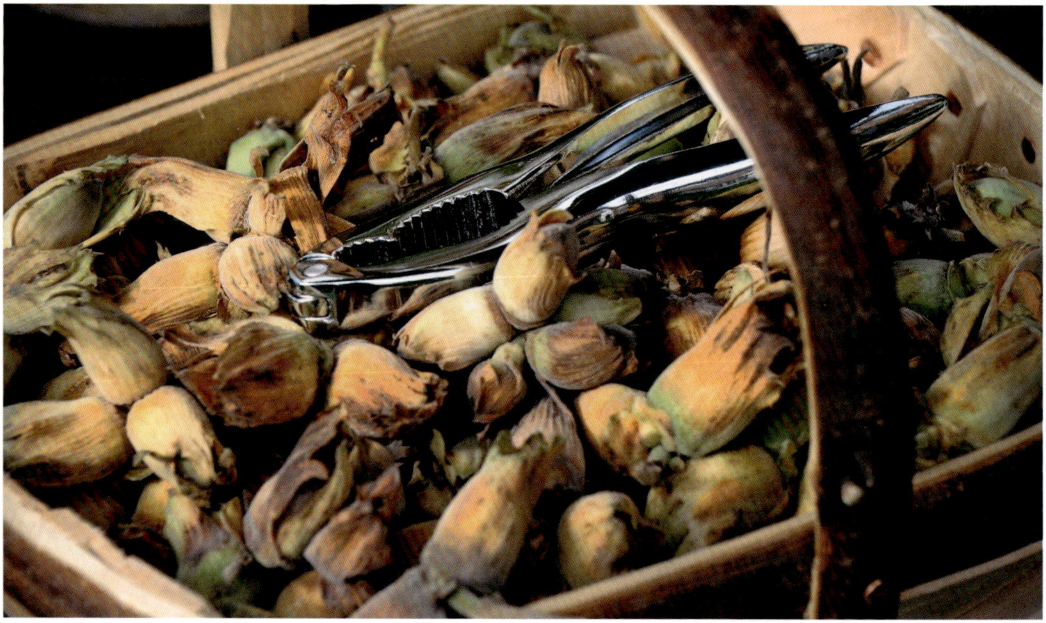

Ohne Fleiß kein Preis! Das hat meine Mutter immer zu mir gesagt. Und wirklich, wer schon einmal einen Korb mit Haselnüssen zu knacken hatte, der weiß, wie lange das dauert. Doch der anschließende Genuss ist die schönste Belohnung.

Haselnusskonfekt »Seelentröster«

*50 g geschälte Haselnüsse, 100 g Zartbitterkuvertüre,
1 TL Kokosöl, etwas Nelkenpulver, 2 Tropfen
ätherisches Vanilleöl*

1 Haselnüsse in ein Geschirrtuch einrollen und etwas darin wälzen, um die dünne, braune Innenschale zu lockern. Schale entfernen und Nüsse grob hacken.

2 Kuvertüre zerkleinern und mit dem Kokosöl im Wasserbad vorsichtig erwärmen. Gut durchrühren. Nüsse, Nelkenpulver und Vanilleöl dazugeben und kühl stellen.

3 Sobald die Masse fester wird, mit einem Löffel kleine Häufchen auf ein Backpapier setzen und über Nacht aushärten lassen.

Pflegendes Körperfluid

*5 ml Haselnusstinktur, je 5 Tropfen ätherisches Öl
von Litsea Cubeba und Wacholder, 15 ml Haselnussöl,
30 ml Jojobaöl, 50 ml Lavendelhydrolat,
100 ml Zerstäuberflasche*

1 Haselnusstinktur und ätherische Öle in die Zerstäuberflasche füllen und gut schütteln.

2 Mit Haselnussöl, Jojobaöl und Lavendlhydrolat auffüllen.

3 Vor Gebrauch gut schütteln, damit sich das Hydrolat mit den Ölen verbindet.

Tipp: Dieses Fluid wirkt gewebsstraffend und pflegend. Es kann morgens und abends aufgetragen werden. Vor Gebrauch gut schütteln, damit sich das Hydrolat mit den Ölen verbindet. Dann aufsprühen und leicht einmassieren.

Hautpflegende Haselnusstinktur

13 Haselnussblätter, Korn (38 %)

1 Die Blätter klein schneiden und in ein Schraubglas füllen. Mit Korn übergießen, bis alle Blätter bedeckt sind.

2 Tinktur für 4 Wochen an einen hellen Platz stellen. Täglich schütteln. Danach in eine dunkle Medizinflasche abfüllen.

Tipp: Diese Tinktur wirkt zusammenziehend, gefäßverengend und fördert die Wundheilung. Sie ist daher besonders gut für die Hautpflege geeignet.

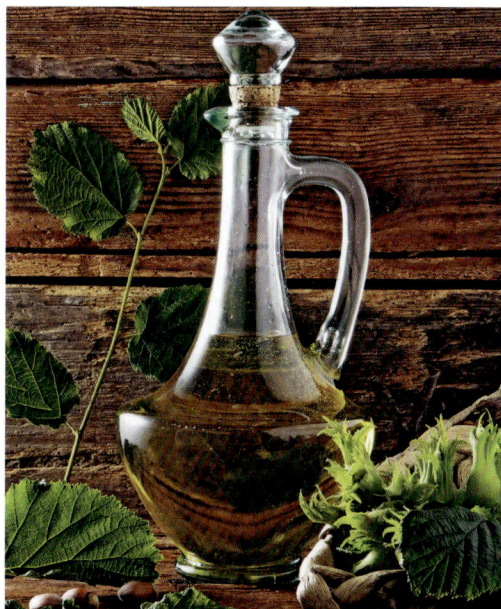

Die pflegende Wirkung des Körperfluids lässt unsere Haut die trockene Heizungsluft besser vertragen.

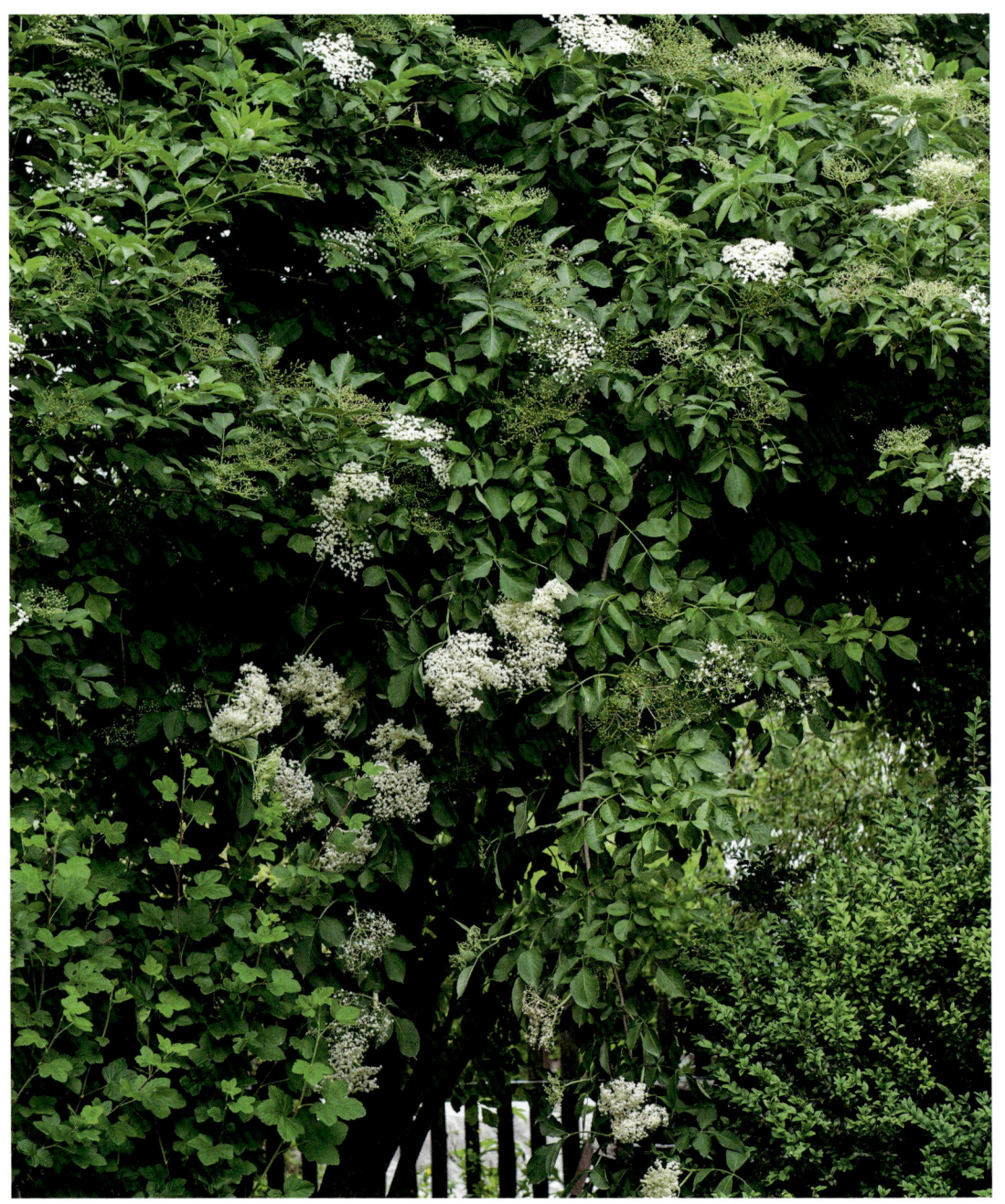

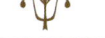
Der Holunder

Sitz der Frau Holle

Der Holunder *(Sambucus nigra)* ist ein eindrucksvoller Strauch, der gerne an Waldrändern, Böschungen und in Wildhecken wächst. Im Volksmund ist er unter den Namen Aalhorn, Elder, Holder, Holler und Hollerbusch bekannt. Er kann einige Meter Höhe erreichen und schmückt sich im Mai mit weißen, duftenden Blütenkörbchen. Jede Blüte sieht aus wie ein kleiner Stern. Nach dem Abblühen entstehen daraus die Holunderbeeren. Dunkelrot bis fast schwarz hängen sie reif in den Ästen und sind auch bei den Vögeln sehr begehrt.

Mythen und Geschichten

Der Hollerbusch schützt das Haus und seine Bewohner. Elfen, Feen und Geister finden im Holunder ihre Heimat, denn dort soll der Übergang in die Anderswelt zu finden sein. In alten Kinderliedern und -reimen ist der Holunder der Sitz von Frau Holle und den noch ungeborenen Kinderseelen. Auf der Suche nach geeigneten Eltern zieht Frau Holle mit den Kinderseelen durchs Land. Schwangeren Frauen oder auch Frauen, die schwanger werden wollten, hat man früher empfohlen, einen Hollerbusch zu schütteln, damit der Frau eine Kinderseele in den Schoß fällt.

Auch Zauberstäbe – wie etwa Harry Potters Elderstab – werden aus Holunderholz gemacht.

Ebenso wird Folgendes berichtet: Am Thomastag, der Wintersonnenwende am 21. Dezember, während des Ave-Maria-Läutens, schüttle einen Hollerstrauch. Aus der Richtung, aus der dann ein Hund bellt, erscheint dir bald darauf die oder der Zukünftige. Also, wer auf Braut- oder Bräutigamschau ist, möge das doch einmal ausprobieren.

Heilkräftige Anwendungen und Rezepte

Die Blüten werden bei Grippe und Erkältungen als Tee getrunken und bei Sonnenbrand als Salbe aufgetragen. Besonders schmackhaft sind sie im Holundersaft. Die roten Beeren ergeben eine Hollersulze für die kalte Jahreszeit und die Rinde verwendet man bei Verstopfung. Die Blätter des Hollers wirken harntreibend. Alle Pflanzenteile können verräuchert werden.

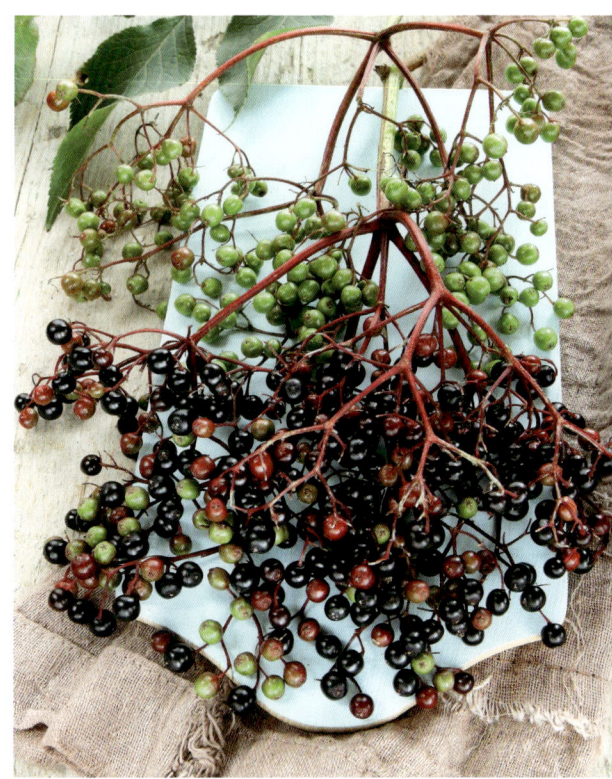

Bald sind sie reif, die Holunderbeeren. Ob als Hollersuppe oder -sulze, sie stärken unser Immunsystem.

Frau Holles Holunderblütensirup

*20 frische Holunderblüten, 2 kg Zucker, 2 l Wasser,
50 g Zitronensäure, Saft und Schale von je 2 ungespritzten
Orangen und Zitronen*

1 Holunderblüten ausschütteln. Zucker und Wasser mit Zitronensäure verrühren, bis sich der Zucker komplett aufgelöst hat. Zitrusfrüchte in schmale Scheiben schneiden und mit den Holunderblüten in das Zuckergemisch geben.

2 Sirup 48 Stunden stehen lassen. Holunderblüten abseihen, Zitrusfrüchte abpressen und den Sirup in Flaschen abfüllen.

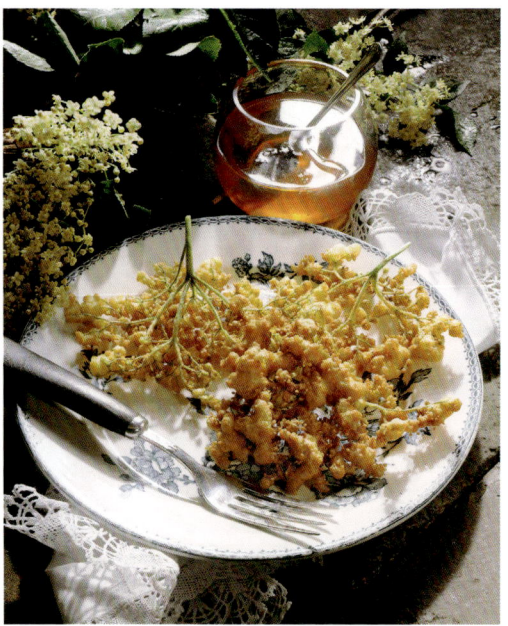

*Für ein schmackhaftes Mahl werden nur frischgepflückte,
in der Sonne geerntete Holunderblüten verwendet.*

Wohlschmeckende Holunderküchlein

*20 frische Holunderblüten, 1 Ei, 500 ml Milch,
70 g Zucker, etwas Vanillezucker, 200 g Mehl, Kokosöl*

Aus Ei, Milch, Zucker und Mehl einen Teig bereiten. Holunderblüten in den Teig tunken und in heißem Kokosöl herausbacken. Holunderküchlein schmecken mit Apfelmus, Preiselbeerkompott oder Vanillejoghurt sehr lecker.

Kühlender Holunderblütenbalsam

*3 frische Holunderblüten, 100 g Kokosöl, 10 Tropfen
Sanddornöl, 20 Tropfen ätherisches Lavendelöl*

1 Kokosöl im Wasserbad bei niedrigen Temperaturen erwärmen. Holunderblüten darin einlegen.

2 Die Temperatur halten und die Blüten für ca. 30 Minuten im Öl ausziehen lassen.

3 Öl abseihen. Sanddornöl und Lavendelöl untermischen. In kleine Tiegel abfüllen und abkühlen lassen.

Tipp: Dieser Balsam zieht sehr schnell in die Haut ein. Er beruhigt erhitzte Haut nach dem Sonnenbad und bei Sonnenbrand.

Holunderblütentee

1 TL Holunderblüten, 250 ml Wasser

Holunderblüten mit heißem Wasser aufgießen. 10 Minuten ziehen lassen. Dieser Tee wirkt fiebersenkend und steigert die Abwehrkräfte.

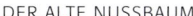

Der alte Nussbaum

SCHÖN UND STATTLICH ANZUSEHEN IST ER, DER NUSSBAUM. VIELE WANDERER
FINDEN UNTER IHM RAST UND ABKÜHLUNG. DER INTENSIVE GERUCH SEINER
BLÄTTER WIRD MIT DER SONNENEINSTRAHLUNG INTENSIVER.

Neben der Straße, gleich oberhalb vom Haus meiner Großeltern, stand früher ein mächtiger Walnussbaum. Seine Stärke und Kraft haben mich schon früh beeindruckt. Wer hatte ihn gepflanzt und wie lange stand er wohl schon da? Im Herbst wurden die Nüsse geerntet. Wer nicht darauf achtete, hatte auf einmal ganz schwarze Finger von den Schalen. Die Nüsse wurden zum Trocknen auf den Kachelofen gelegt. Gerne stibitzten wir ein paar davon. Das war allerdings schwierig, denn mein Großvater bewachte sie immer mit Argusaugen. Er liebte Omas Kletzenbrot und hatte immer Angst, dass nicht genügend Nüsse übrig bleiben würden.

Die Jahre zogen ins Land und irgendwann wohnten meine Familie und ich im Haus der Großeltern. Der alte Nussbaum bekam morsche Äste. Er stellte somit eine Gefahr für die umliegenden Häuser dar und musste leider gefällt werden.

Doch wie es der Brauch so will, haben wir selbst auch wieder einen Nussbaum gepflanzt, beziehungsweise fing ein Nussbäumchen direkt bei unserer Solaranlage von selbst an zu wachsen. Da der Baum dort nicht bleiben konnte, haben wir ihn im letzten Jahr an einen anderen Platz versetzt. Der Sommer war lang und heiß und trotz täglichem Gießen wollte er nicht wachsen. Er verdorrte und verlor alle seine Blätter. Da der Baum am Feldrand steht, machte sich niemand von uns die Mühe, ihn auszureißen. Und siehe da – wir wurden dafür belohnt. Der Nussbaum treibt wieder neu aus! Noch ist er klein, aber irgendwann werden vielleicht unsere Kinder und Enkelkinder davon Nüsse naschen. Warum mir ganz besonders der Nussbaum so am Herzen liegt? Nun, nach dem kel-

tischen Baumhoroskop bin ich im Zeichen des Nussbaumes geboren. Wahrscheinlich fühle ich deshalb eine so besondere Verbindung zu Nussbäumen.

Oma Franziskas Kletzenbrot

1 kg Kletzen (gedörrte Birnen), 250 g Dörrpflaumen, 250 g Feigen, 500 g Rosinen, 200 g Walnüsse, 200 g Orangeat, 200 g Zitronat, Zimt, Zitronenschale, Kakao, Zucker nach Geschmack, 250 ml Rum, 30 g Hefe, 100 g Sauerteig, 500 g Weizenmehl, 500 g Roggenmehl, 1 TL Salz, 1 TL Anis

1 Kletzen in wenig Wasser weich kochen und abgießen. Sud aufbewahren. Abgekühlte Kletzen, Dörrpflaumen und Feigen klein schneiden. Mit den restlichen Früchten, den Gewürzen und dem Rum mischen und ziehen lassen.

2 Hefe und Sauerteig mit etwas Wasser zu einem Vorteig anrühren und gehen lassen. Mehl mit Salz und Anis mischen. Den Vorteig und das Kletzenwasser dazugeben und zu einem nicht zu weichen Teig kneten.

3 Die Fruchtmasse einkneten und den Teig gehen lassen. Laibe mit ca. 600 g Teig formen, auf ein Blech legen und nochmals gehen lassen.

4 Laibe mit Zuckerwasser bestreichen, 1 Stunde bei 160 °C backen. Dabei mehrmals mit Zuckerwasser bestreichen.

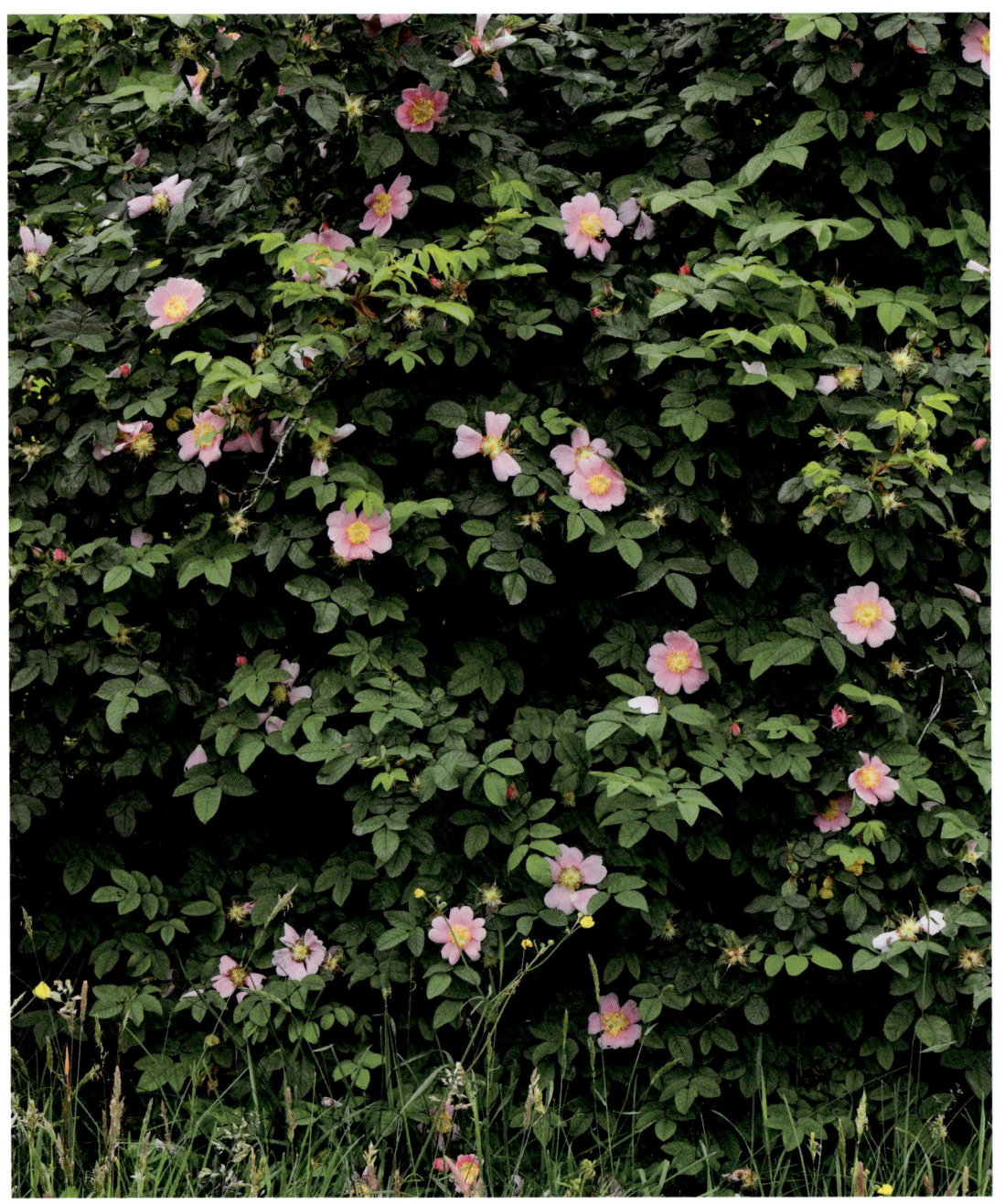

Die Hundsrose

Strauch aus Freyas Garten

Als Strauch erreicht die Hundsrose *(Rosa canina)* eine Höhe von mehreren Metern. Ihre schönen rosaweißen Blüten stehen im starken Kontrast zu den sichelförmigen Dornen. Im Volksmund ist sie auch unter den Namen Dornen-, Feld-, Frauen-, Hag-, Wild- und Zaunrose, Buddel, Bottel, Butterrösle, Hagebutte, Hetschepetsch bekannt.

Mythen und Geschichten

Bereits in den alten Hochkulturen hatte die Rose eine besondere Bedeutung. Bei den Ägyptern hat man sie als Grabbeigabe gefunden. Die Germanen verwendeten das Holz der Heckenrose als Beigabe für die Feuerbestattung ihrer Verstorbenen. Die reichen Römer, bei denen Ausschweifung und Verschwendung auf der Tagesordnung standen, feierten regelrechte Rosenorgien. Ganze Festsäle waren mit Rosenblüten ausgelegt, Rosenwasser stand zum Reinigen der Hände bereit und viele Parfüms und Seifen mit Rosenduft wurden kreiert.

Bei uns ist die Rose traditionell ein Symbol für die Liebe, sie ist die Blume der Frauen und wuchs Erzählungen zufolge in Freyas Zaubergarten. Dort wurden Rosen nur am Freitag – dem Feiertag Freyas – gepflückt. Freya galt als Beschützerin der Frauen und als Hebamme bei schwierigen Geburten. Man erzählt sich auch, dass Maria auf ihrer Wanderung mit dem Jesuskind unter einer Wildrose Rast machte.

Manche Hebammen haben früher die Nachgeburt eines neugeborenen Mädchens unter einem Rosenbusch vergraben, damit das Kind genauso schöne rote Backen wie die Hagebutten bekomme und gesund aufwachsen konnte.

Heilkräftige Anwendungen und Rezepte

Die Heckenrose ist zusammenziehend, kühlend, leicht abführend, herz- und nervenstärkend, immunstärkend, entzündungshemmend. Rosenwasser oder -blütentee helfen sehr gut bei Augenentzündungen und entzündeter Mundschleimhaut.

Beruhigendes Gesichtswasser

....

Wildrosenblüten, 1 Prise Salz, Apfelessig

Alle Zutaten in ein Glas geben. Das Glas verschrauben und für 1 Woche an einen hellen Platz stellen. Täglich schütteln. Danach die Rosenblüten abseihen und den Essig 1:2 mit Wasser verdünnen.

....

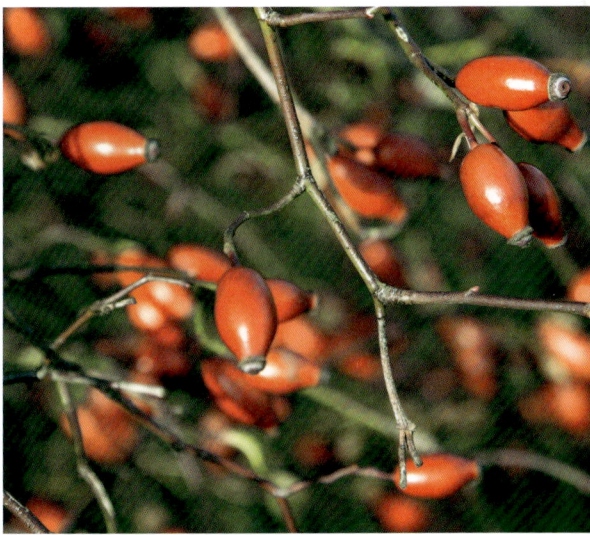

Hagebutten zu ernten erfordert viel Vorsicht und Geduld, um den gemeinen Dornen auszuweichen.

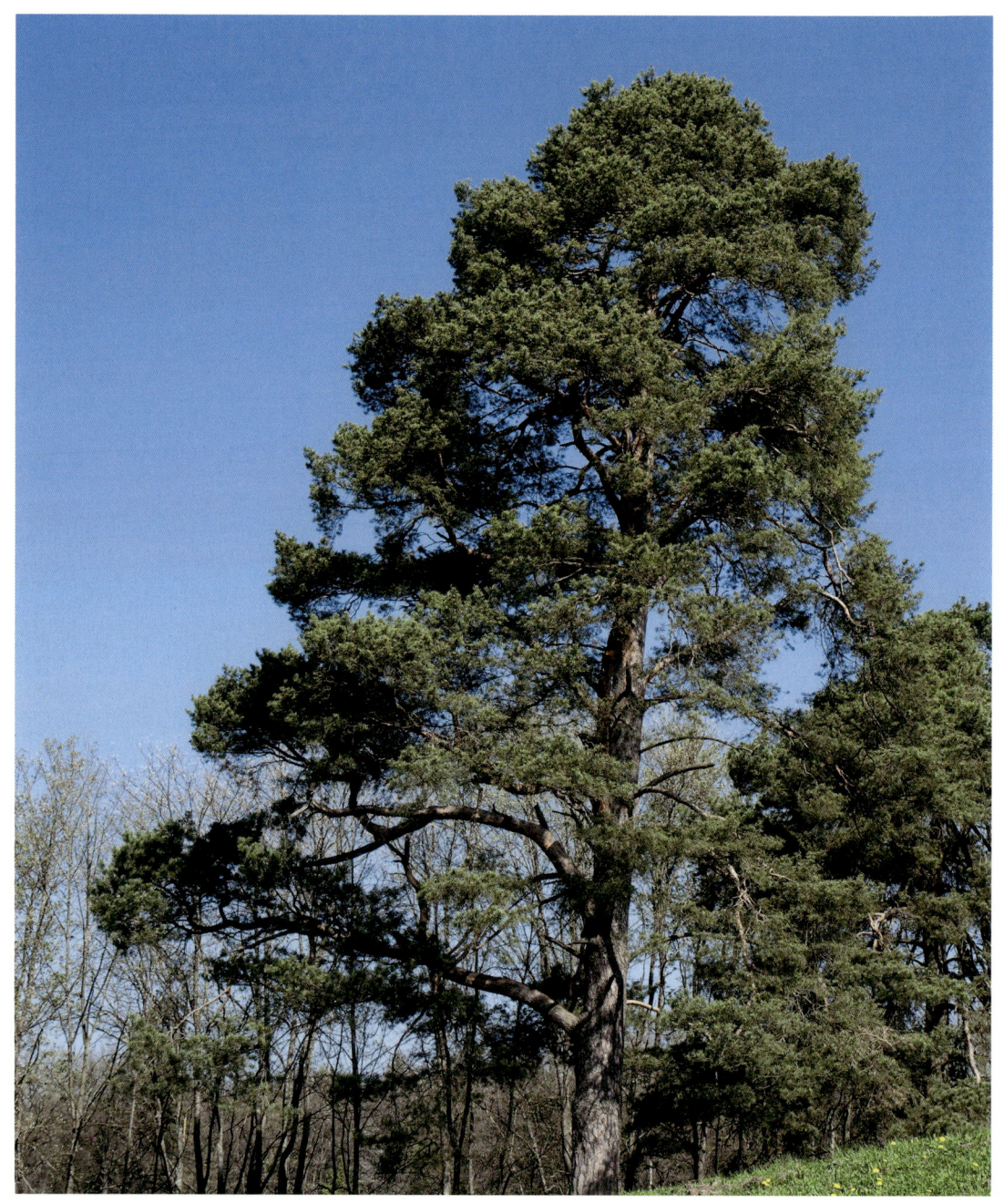

Die Kiefer

Baum des Selbstvertrauens und der Energie

Bei der Kiefer *(Pinus)* gibt es über 100 bekannte Arten. Nach der letzten Eiszeit waren es die Birken und Kiefern, die unser Land als erste Bäume wieder besiedelt haben. In Europa ist die Waldkiefer (Föhre) am meisten verbreitet. Bei uns in den Bergen auf den hochgelegenen Almen sieht man auch sehr oft die Latschenkiefer. Sie bietet dort wichtigen Lawinenschutz. Mit ihrem festen Wurzelwerk und den verflochtenen Ästen schützt sie sowohl vor Schnee- als auch vor Gerölllawinen. Die Latschenkiefer hat ein extrem hartes, aber sehr elastisches Holz. Das benötigt sie auch, um im Winter dem Schneedruck standhalten zu können.

Mythen und Geschichten

In früherer Zeit war die Kiefer besonders als Feuerbaum, Fackelbaum oder Kienbaum bekannt. Das harzreiche Holz brennt gut und sehr lange und wurde daher zur Herstellung von Fackeln verwendet. Man spaltete das Holz in sogenannte Kienspäne, wobei die kleineren ungefähr fingerdick waren. $2/3$ des Spans wurden in Harz getaucht und angezündet. Diese kleinen Kienspäne hatten eine Brenndauer von ca. zwei Stunden, größere natürlich weit länger.

In alten Behausungen – heute noch bei der Besichtigung alter Burgen zu sehen – waren in der Wand eigene Halterungen für Kienspäne eingelassen. Ein positiver Nebeneffekt war der gute Geruch nach Harz, den diese natürlichen Fackeln verströmten.

Unter Beimischung verschiedenster Kräuter und Öle verwendeten bereits die Ägypter das Harz der Kiefern zur Mumifizierung ihrer Verstorbenen.

Aus der Kiefer wurde früher außerdem »Waldwolle« gewonnen. Man schälte die Kiefernadeln ab und legte sie in warmes Wasser. Dieses wurde für ein paar Tage in die Sonne gestellt. Sobald das Wasser zu gären beginnt, platzt die Haut der Nadeln auf. Im Inneren der Nadeln befindet sich die feine Waldwolle. Sie wird von der äußeren Haut getrennt und getrocknet. Waldwolle wurde zum Füllen von Kissen, Bettdecken und Matratzen verwendet.

Die Latschenkiefer gilt bei den Sennern als Wächterin zwischen den Menschen und den Berggeistern. Zur Abwehr böser Gesellen werden Latschenzweige an die Hüttentüre gesteckt.

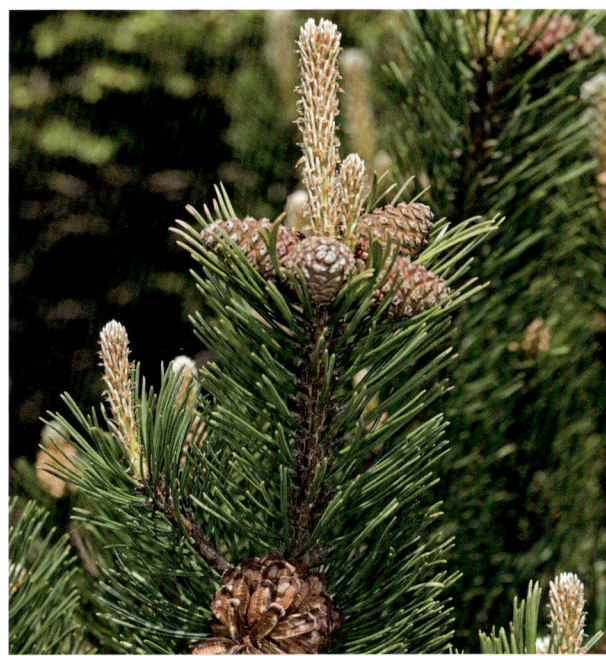

Wie aromatisch die Nadeln der Kiefer duften! Im Winter hole ich mir gerne einen Zweig davon ins Haus.

Wenn man durch Latschenfelder streift, kann man sie fühlen, die Anwesenheit des Tatzelwurms. Der Tatzelwurm – so erzählen es die Alten – ist ein alpenländischer Drache, der hier, mitten im Latschengewirr seinen Wohnort hat. In seiner Höhle befindet sich der gut von ihm bewachte Übergang in die Anderswelt. Allerdings braucht man vor dem Tatzelwurm keine Angst zu haben, verkörpert er doch Schutz und altes Wissen.

Heilkräftige Anwendungen und Rezepte

Alle Kiefernarten haben eine keimtötende, schmerzstillende und durchblutungsfördernde Wirkung. Sie helfen bei Erkältungskrankheiten, fördern die Durchblutung, lindern Muskel- und Nervenschmerzen sowie rheumatische Beschwerden. Das ätherische Öl der Kiefer sorgt für innere Ruhe und stärkt das Durchhaltevermögen.

Latschenkiefer-Zipperlein-Balsam

2 EL grob geschnittene Kiefernadeln, 1 EL Lavendelblüten, 100 g Ghee (Butterschmalz), je 10 Tropfen ätherisches Öl von Latschenkiefer, Lavendel, Majoran und Rosmarin

1 Butterschmalz vorsichtig im Wasserbad schmelzen. Kiefernadeln und Lavendelblüten dazugeben. Ca. 30 Minuten ziehen lassen, dann abseihen.

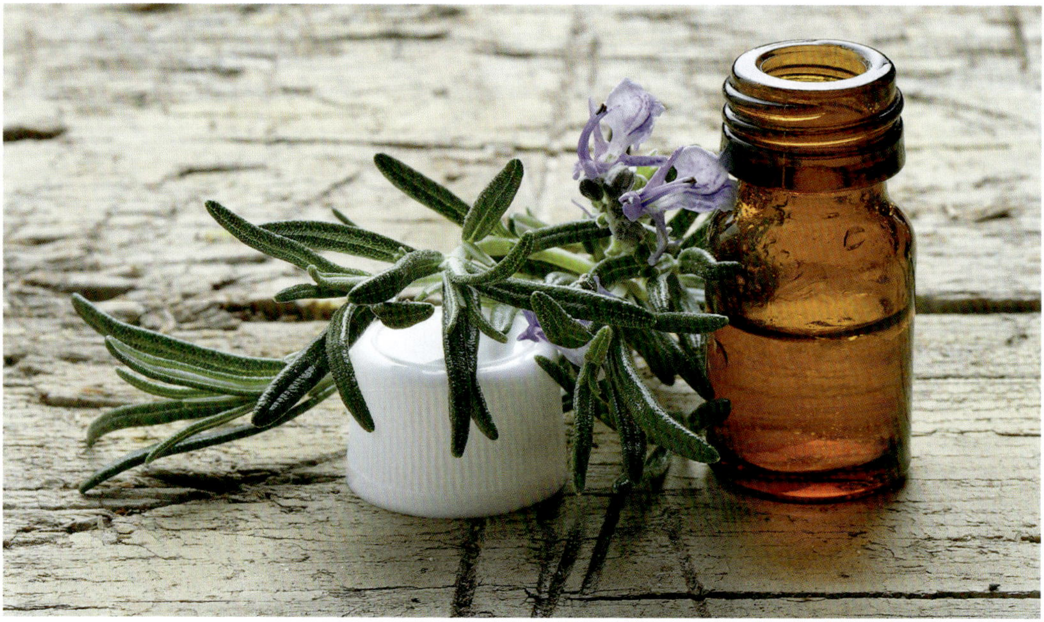

Das Öl der Latschenkiefer wirkt stärkend, hustenmildernd und hilft bei Verspannungen. Da es Bakterien tötet, gebe ich etwa vier Tropfen davon in die Duftlampe, um fit durch den Winter zu kommen. Kombiniert mit Lavendel eine Wohltat für die Nase.

2 Etwas abkühlen lassen und die ätherischen Öle vorsichtig einrühren. In Cremetiegel abfüllen, durchhärten lassen und verschließen.

Tipp: Der Balsam wirkt bei Muskel- und Nervenschmerzen sowie bei rheumatischen Beschwerden oder Hexenschuss. Er kann alternativ zum Ghee mit Olivenöl und Bienenwachs zubereitet werden. Auf 100 ml Öl gibt man 10 g Bienenwachs.

Latschen-Erkältungstee

2 Teile Latschensprossen, 1 Teil wilder Thymian

Latschensprossen und Thymian mischen und 1 EL mit 500 ml heißem Wasser übergießen. 10 Minuten ziehen lassen und lauwarm genießen. Zum Süßen des Erkältungstees eignet sich Fichtenwipfel-Honig oder Fichten-Almrosenhonig.

Hustenlösende Kieferzuckerln

200 g Birkenzucker, 1 Tropfen ätherisches Kiefernadelöl,
2 Tropfen ätherisches Mandarinenöl

Birkenzucker in einer größeren, beschichteten Pfanne auf niedriger Stufe schmelzen, dabei nicht rühren! Sobald sich der Zucker aufgelöst hat, die ätherischen Öle einrühren. Masse auf ein Backpapier gießen. Nach dem Erstarren die Zuckerln in kleine Stücke brechen und in ein Glas abfüllen, damit sie keine Feuchtigkeit ziehen.

Tipp: Diese Zuckerln helfen bei Erkältungen und Husten, sind aber auch zum Süßen von Tee geeignet. Achtung! Der Zucker wird sehr heiß und kann bei Unachtsamkeit zu Verbrennungen führen.

Raunacht-Räuchermischung

Je 1 TL Kiefernadeln, Wacholderbeeren,
Angelikasamen, Thymian, Salbei, Beifuß und Schafgarbe,
1 EL Fichtenharz, 1 EL Lärchenharz

1 Die getrockneten Zutaten grob zerkleinerten und gut vermischen.

2 In eine schöne Dose füllen und trocken lagern.

3 Bei Bedarf Räucherung wie auf Seite 36 beschrieben durchführen .

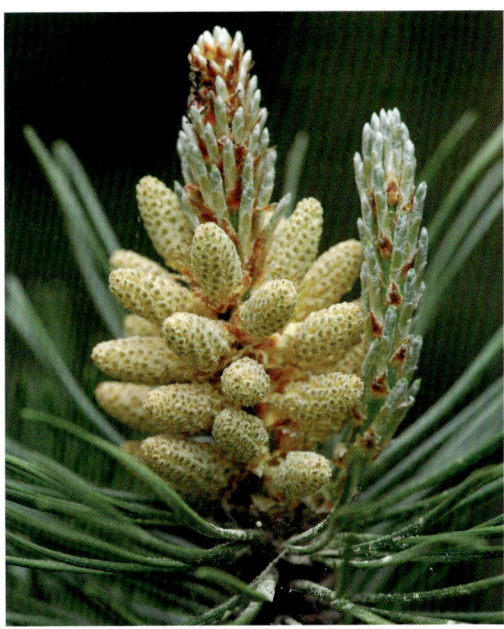

Hier reifen junge Zapfen heran, um für das Fortbestehen der Kiefer zu sorgen – ein ewiger Kreislauf.

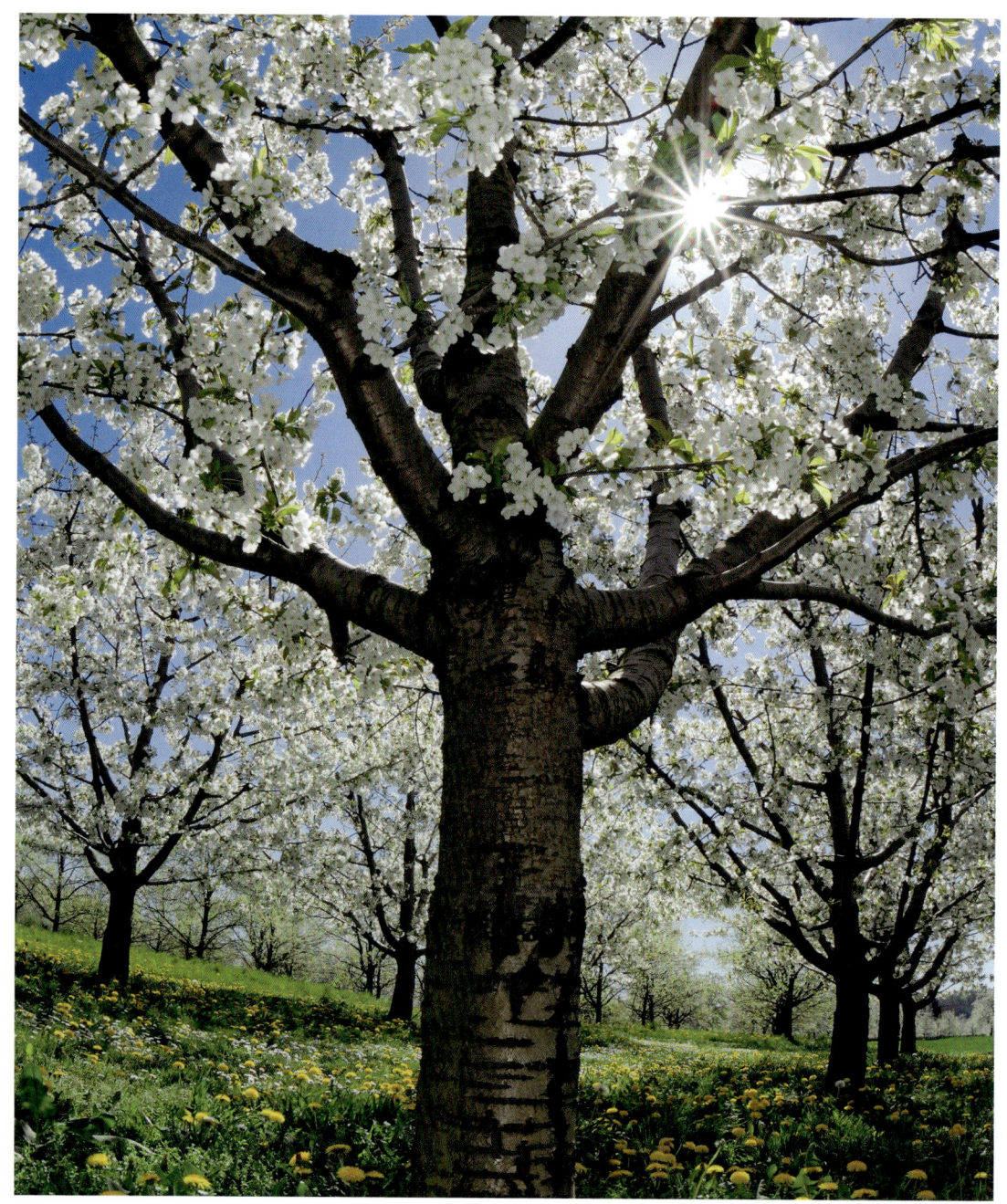

Die Kirsche

Baum der Fröhlichkeit

Die Kirsche *(Prunus avium)* ist ein Rosengewächs, das hauptsächlich als Heckenbaum an Wald- und Wiesenrändern bzw. in unseren Hausgärten wächst. Man findet den auch Vogelkirsche genannten Baum bis in ca. 1700 m Höhe. Da sie sich nicht selber befruchten kann, wachsen meist mehrere Kirschbäume in näherer Umgebung. Die Wildkirsche selbst hat leider an Bedeutung verloren. Dabei ist sie der erste fruchttragende Baum im Jahr, der im Frühling mit seinen weißen Blüten unsere Landschaft schmückt.

Mythen und Geschichten

Erste Funde belegen, dass Kirschen schon in der Jungsteinzeit den Speisezettel versüßt haben. Die Römer und Griechen kultivierten wohlschmeckende Sorten mit großen Früchten, so wie wir sie heute aus dem Hausgarten und dem Handel kennen.

Als Symbol für die Süße des Lebens, für Frühling und Fröhlichkeit, für Unschuld, Reinheit und Liebe wurde die Kirsche früher für Fruchtbarkeitsrituale und Opfergaben verwendet. Als Mondgewächs unterliegt die Kirsche dem Weiblichen und so wurde bei der Geburt eines Mädchens ein Kirschbaum gepflanzt.

Auch heute noch gibt es den schönen Brauch der Barbarazweige bei uns in Österreich. Am 4. Dezember, dem Fest der heiligen Barbara, werden von jungen Mädchen Kirschzweige geschnitten. Diese werden an einem warmen Ort im Haus aufgestellt. Kommen die ersten Kirschblüten bis zum Heiligen Abend hervor, wird es ein glückliches neues Jahr und man sagt, es steht auch eine Hochzeit ins Haus.

Heilkräftige Anwendungen und Rezepte

Von der Kirsche verwendet man Knospen, Blüten, Blätter, Rinde, Harz, Früchte sowie Stiele und Kerne der Früchte. Die Kirsche wirkt schmerzstillend, fiebersenkend, entzündungshemmend, harntreibend, verdauungsfördernd, blutdruckregulierend, blutbildend, antiseptisch, hautverjüngend, vorbeugend gegen Fieberblasen, schleimlösend.

Das Harz des Kirschbaumes ist schleimlösend. Als sogenanntes Katzengold wird es in Wein gelöst als Hustenmittel verwendet. Aus den Kirschstielen bereitet man einen Tee zu, der schleimlösend und auswurffördernd sowie wassertreibend ist. Bei Gicht, Rheuma und Gliederschmerzen werden die schmerzenden Stellen mit Kirschwasser eingerieben.

Erwärmte Kirschkernkissen wirken unter anderem wohltuend bei Gicht, Rheuma, Gliederschmerzen, Verspannungen, Blähungen, Menstruationsbeschwerden und Hexenschuss, gekühlt lindern sie Beschwerden von Sportverletzungen und Zahnweh.

Frühlingsräucherung

Je 1 TL getrocknete Kirschblüten, Veilchenblüten,
Leberblümchen, Pappelknospen, Benzoe Siam,
1 Messerspitze Propolis

1 Alle Zutaten vermischen und im Mörser grob zerkleinern.

2 In eine schöne Dose füllen und trocken lagern.

3 Bei Bedarf Räucherung wie auf Seite 36 beschrieben durchführen. Die frischen Frühlingsblüten harmonieren sehr gut mit dem leicht süßen Geschmack von Benzoe, Propolis und Pappel.

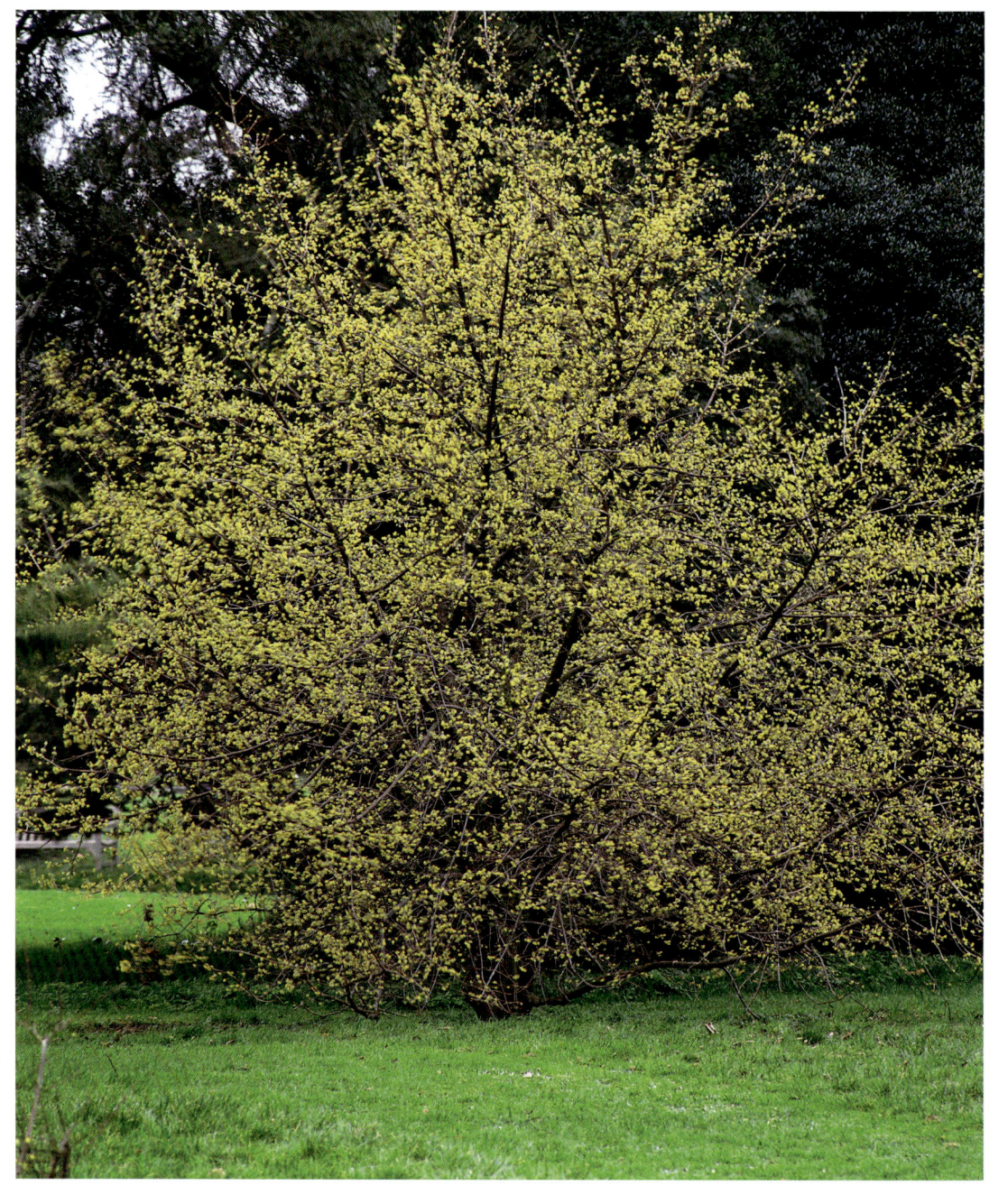

Die Kornelkirsche
Glücks- und Heilbringer

Unter den Namen Herlitze, Dürlitze, Hirlnuss, Dirndl, Gelber Hartriegel, Dirndling, Tierlibaum, Kornelle, Ziserle und Beinholz ist die Kornelkirsche *(Cornus mas)* weithin bekannt. In den letzten Jahren erfreut sie sich zunehmend an Beliebtheit. Die Kornelkirsche entwickelt bereits im März oder April Dolden mit kleinen goldgelben Blüten. Als Frühblüher bietet sie den Bienen wertvolle Nahrung und ist ein beliebter Futter- und Nistplatz für viele Vogelarten.

Mythen und Geschichten

Das Holz der Kornelkirsche ist hart und sehr schwer spaltbar. Es wurde für die Wagnerei, zum Drechseln und zur Herstellung von Kämmen, Knöpfen, Griffen und Schuhnägeln verwendet. Überlieferungen zufolge wurde auch das Trojanische Pferd aus dem harten Holz der Kornelkirsche gefertigt, ebenso wie Speere, Lanzen und Bögen.

Lange galt die Kornelkirsche als Glücks- und Heilsbringer und stand für Dauer und Beständigkeit. In vielen alten Mythen spielt sie eine große Rolle. So bohrte Romulus seine Lanze in den Boden und aus dieser sprießte eine Kornelkirsche. Genau an dieser Stelle wurde später Rom erbaut.

Heilkräftige Anwendungen und Rezepte

Blätter, Rinde und Knospen der Kornelkirsche wirken zusammenziehend, entzündungshemmend, kühlend und stopfend. Die Beeren enthalten sehr viel Vitamin C, einen hohen Anteil an Fruchtsäuren und helfen bei Fieber, schlechter Verdauung, Magen-Darm-Problemen und bei erhöhtem Blutdruck. Der Verzehr der Früchte kann Thrombosen vorbeugen.

Aus den Samen fertigte man früher Rosenkränze und Wärmekissen. Oft kamen die Samen auch als Kaffeeersatz zum Einsatz. Dabei werden die Kerne aufgeschlagen, die Keimlinge geröstet und gemahlen. Das Ergebnis ist ein feinaromatischer Kaffeeersatz mit Vanillearoma.

Schmerzlinderndes Bad

*100 g zerkleinerte Rinde,
Zweige und Blätter der Kornelkirsche, 1 l Wasser*

Rinde, Zweige und Blätter im Wasser aufkochen. 30 Minuten ziehen lassen. Abseihen und den Sud dem Badewasser zusetzen. Dieses Bad hilft bei Gelenkschmerzen.

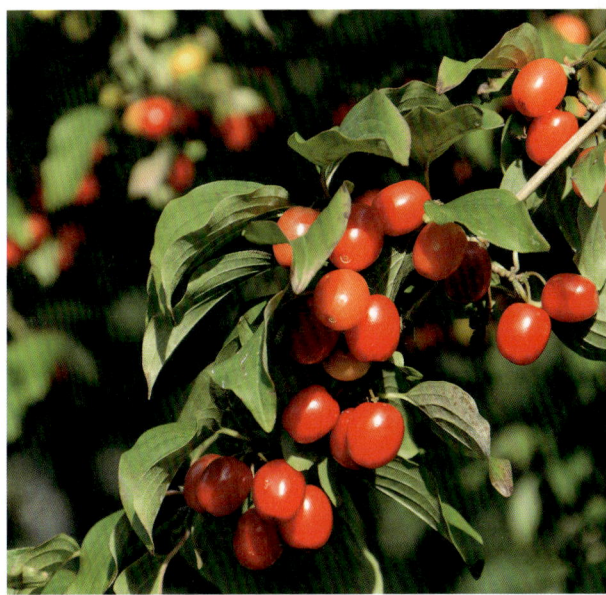

Herb, säuerlich und bitter schmecken die rohen Kornelkirschen, doch Kenner schätzen ihr Potenzial.

Harze – die Tränen der Bäume

DAS GOLDENE HARZ DER NADELBÄUME FUNKELT WUNDERSCHÖN IM SONNEN-
LICHT WIE EIN SCHATZ. ES SCHÜTZT BÄUME, DIE VERLETZT SIND, UND BETÖRT UNS
MENSCHEN MIT SEINEM BALSAMISCHEN GERUCH.

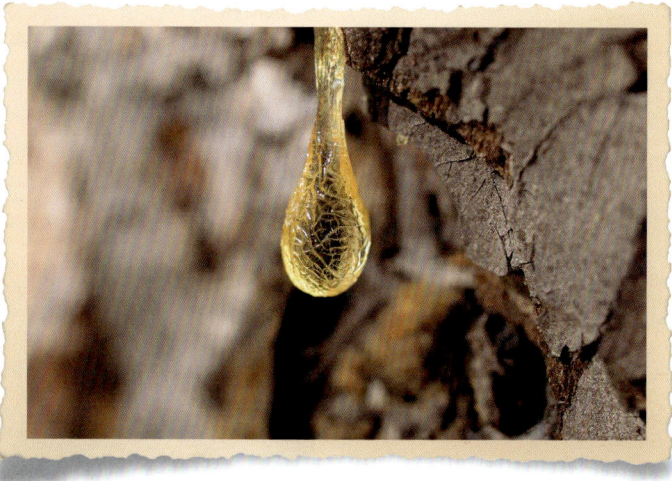

*Das Harz der Bäume ist ein altüberliefertes Heilmittel. So wie es den Baum bei
Verletzungen schützt, hilft es auch uns Menschen.*

Bei einem Waldspaziergang findet man immer wieder har-
zende Bäume. Ein Ast ist abgebrochen oder wurde abge-
schlagen, der Wind hat einen Baum umgeworfen und dieser
hat die Rinde seines Nachbarn verletzt oder der Mensch hat
eingegriffen und einen Baum verwundet.

Wie auch immer der Baum verletzt wurde, Bäume bilden
Harze aus, um ihre eigenen Wunden zu schließen. Manchmal läuft das Harz wie Tränen über den Stamm. Oft aber bildet es einen großen Pfropfen, trocknet ein und verhindert,
dass Parasiten, Regen und Schmutz in den Baum eindringen

können. Im Inneren der Bäume können sich ebenso Harzan-
sammlungen bilden, die dann beim Fällen eines Baumes
zutage treten. Friedl und Andreas, die beide »alte Hasen« im
Holzgeschäft sind, erzählten mir, dass sie manchmal einen
Baum fällen, aus dem das Harz nur so herausfließt. Einmal
schenkten sie mir einen halben Liter reinstes Lärchenharz,
das aus einem einzigen Baum floss.

Früher gab es im Alpenraum viele Baumkundige, die sich
darin verstanden, Lärchen an den richtigen Stellen anzuboh-
ren, ohne dem Baumwachstum zu schaden. Die Bohrlöcher

wurden mit einem konischen Holzstopfen verschlossen. Als nach etwa einem Jahr der Stopfen entfernt wurde, konnte das reine Lärchenharz, das sich im Bohrloch gebildet hatte, entnommen werden.

Harze, bei uns auch Pech genannt, wirken entzündungshemmend, wundheilend, auswurffördernd, schleimlösend und ziehen Eiter aus entzündetem Gewebe. Ihre heilende Kraft wurde schon von unseren Vorfahren erkannt und eingesetzt. Alle heimischen Harze lassen sich sehr gut zum Räuchern verwenden. Der sogenannte Waldweihrauch war besonders bei unseren Vorfahren sehr beliebt, die sich keinen importierten Weihrauch leisten konnten. Verräucherte Harze haben eine reinigende und desinfizierende Wirkung und sorgen für gute Energien im Haus.

Der feine Unterschied

Schnuppern wir am frischen Harz verschiedener Bäume, wie zum Beispiel Fichte, Lärche und Föhre, so stellen wir fest, dass ihr Geruch unterschiedlich ist. Gerne vergleiche ich ihren Duft mit dem Alter des Menschen.

Wenn ich das frische Harz der Fichte vor mir habe, muss ich an die Kindheit und Jugend denken, an das Ungestüme, Fordernde, Fröhliche. Das Harz der Lärche erinnert mich hingegen an das Erwachsenenalter: fest mit beiden Beinen auf dem Boden stehend, anstehende Aufgaben erledigend, stark wie der Felsen in der Brandung. Es ist ein Geruch, der Stärke und Beständigkeit ausdrückt. Und am Ende das feine, zartduftende Harz der Föhre, dass mich an die Großmutter denken lässt. Es ist weich, sanft, einhüllend, beruhigend und schafft bei mir ein Gefühl von Geborgenheit.

Mit zunehmendem Alter und bei längerer Lagerung wird allerdings der Duft aller Harze feiner und lieblicher. Werden die verschiedenen Harze einzeln gelagert, lässt sich über längere Zeit die Veränderung des Duftes sehr gut wahrnehmen.

Die Verwendung einzelner Harze

Peter Paul, ein bekannter Kärntner Pferdezüchter, hat mir erzählt, dass er das Lärchenpech bei Pferden zur Hufbehandlung und für manch andere Entzündung einsetzt. Gemischt mit Tiroler Steinöl verwendet er es bei geschwollenen, entzündeten Hufen oder auch bei Pferden, die sich Fremdkörper eingetreten haben.

Fichtenpech hieß bei uns früher auch »Kaupech«. In den Nachkriegsjahren wurde es von den Kindern sehr gerne gekaut. Meine Eltern erzählen heute noch davon. Kaugummi konnte sich nach dem Krieg keiner leisten. Das Fichtenharz wurde zum Kaugummiersatz mit dem positiven Nebeneffekt, dass es entzündungshemmend und entgiftend auf Zahnfleisch und Mundschleimhaut wirkte. Allerdings muss das Pech dafür genau die richtige Konsistenz aufweisen – ist es zu weich, bleibt es an den Zähnen kleben.

Eine weitere Verwendung fand das Fichtenharz als eine Art Vorläufer des heutigen Gipsverbandes. Früher wurden Brüche eingerichtet und mit Lappen, die dick mit Fichtenpech bestrichen wurden, umwickelt. Das Pech trocknete und wurde fest. Es sorgte nicht nur für die Ruhigstellung der betroffenen Körperstelle, sondern unterstützte zudem die Wundheilung. Dieser Verband wurde auch bei Tieren angewendet.

Peter Pauls
Lärchenpech-Steinöl-Balsam

1 Teil flüssiges Lärchenharz, 1 Teil Tiroler Steinöl

Lärchenharz und Steinöl verrühren, bis eine geschmeidige Masse entsteht. Bei kleineren Entzündungen den Balsam auf ein Pflaster auftragen und auf die betroffene Stelle legen. Für größere Stellen eine Mullkompresse verwenden.

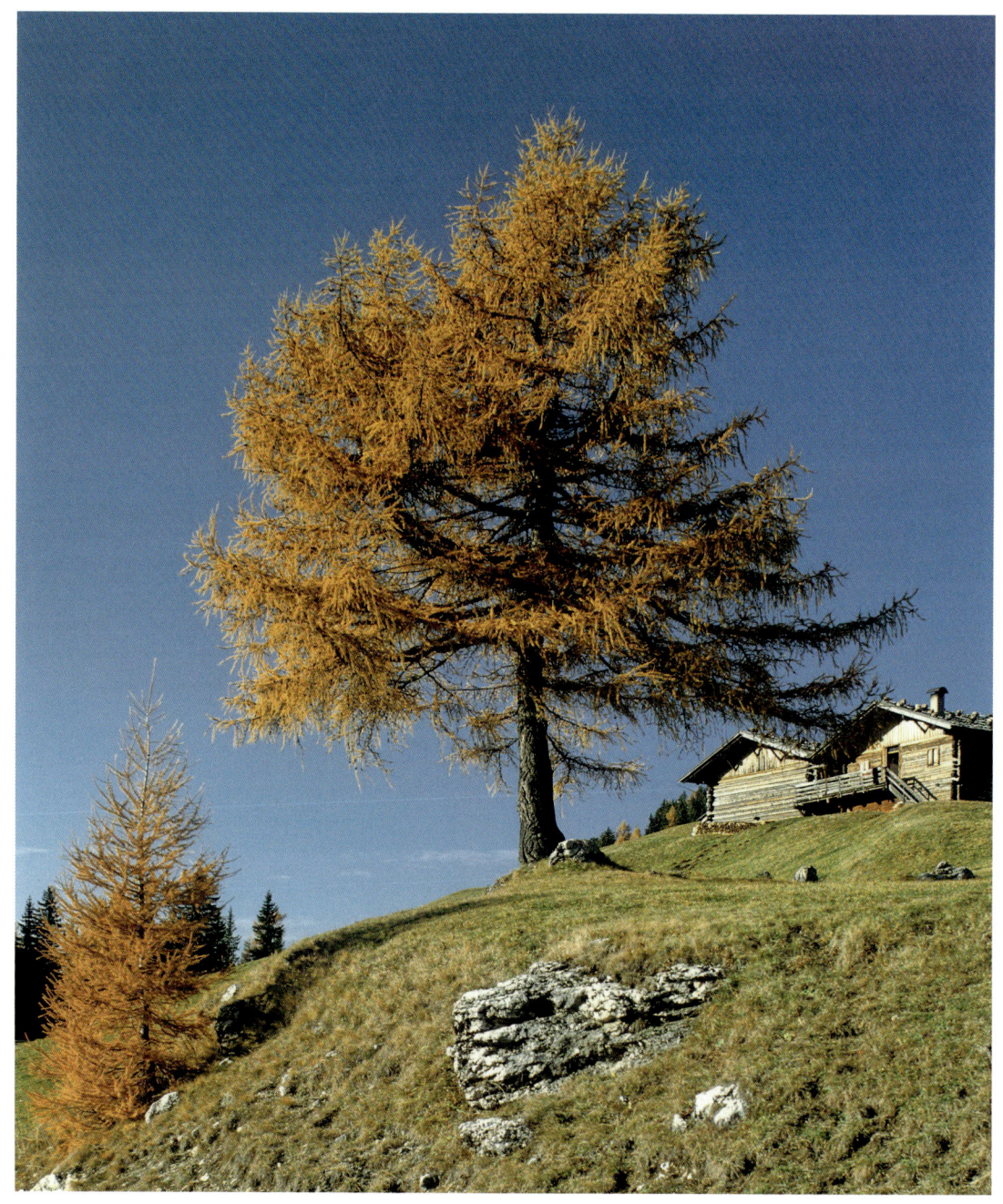

Die Lärche

Baum der Bergfräulein und Feen

~

Andre gibt's von ernsterem Gesichte,
Die gewalt'ger ihre Häupter heben;
In dem dunkeln Bergwald eine Lichte,
Freut den Blick sie, kündend heit'res Leben.

Johannes Trojan

Im Frühling, wenn bei uns die Bergwälder austreiben, erfreut die Lärche *(Larix europea)* unser Auge mit ihren lichten, grünen Nadeln und purpurroten Blüten. Sanft und zart begleitet sie uns durch den Sommer, um im Herbst – als einziger heimischer Nadelbaum – ihre inzwischen orangebraun gefärbten Nadeln abzuwerfen. Dadurch produzieren Lärchen wertvollen Humus für andere Pflanzen. Im Gegensatz zu Fichtenwäldern sind Lärchenwälder hell und lichtdurchflutet.

Mythen und Geschichten

Die Lärche
Wohl sich fühlend in des Mittags Strahle
Steht sie da auf der besonnten Halde,
Blickt hinab zum hellen Wiesentale,
Blickt hinauf zum finstern Tannenwalde.

Frei anmutig strebt ihr Wuchs nach oben,
Was gefällt und hübsch läßt, ist ihr eigen.
Spitzenwerk, aus klarem Grün gewoben,
Hängt herab von ihren schlanken Zweigen.

Lieblich steht das zarte Kleid der Zarten,
Wenn im Wind leicht ihre Zweige schwanken,
Ihr zu Füßen blüht ein kleiner Garten,
Überspannen von der Erdbeer' Ranken.

Ach, im Winter steht sie kahl und frierend,
Nicht geschützt von wärmendem Gewande,
Bis der Frühling kommt, sie also zierend,
Daß sie gleich der Schönsten ist im Lande.

Lärchen sind anspruchslos gegenüber ihren Wuchsbedingungen und äußerst schnellwüchsig. Ihr Holz ist zäh und hart, hat eine wundervolle rötliche Färbung und ist durch den hohen Harzgehalt weitgehend resistent gegen Wurmbefall und Witterung. Daher wurde es früher für den Bau von Brunntrögen, Wasserleitungen, Kübeln und Bottichen verwendet.

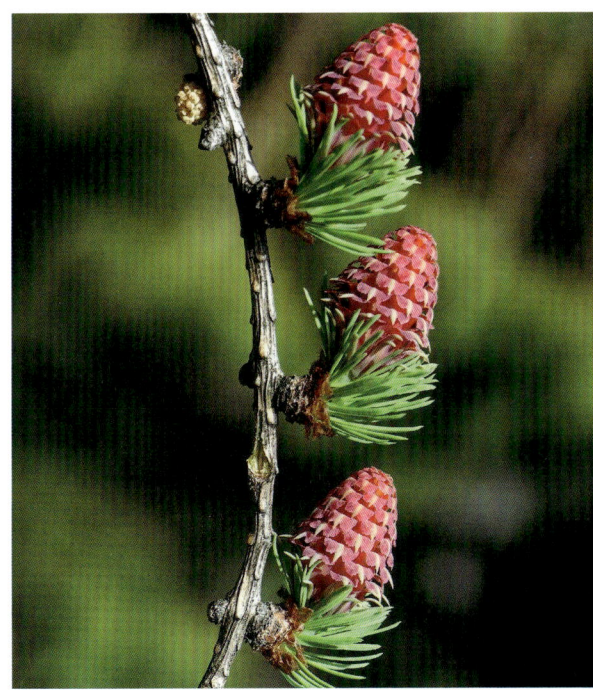

Die Lärche ist mein Lieblingsbaum und besonders schön finde ich sie im Frühling, wenn sie zu neuem Leben erwacht.

In den Alpen sind viele Häuser und Almhütten mit Lärchenschindeln gedeckt. Das Lärchenholz wurde in mühevoller Handarbeit gespalten. Da die Schindeln überlappend verlegt wurden, kann man sich vorstellen, dass für das Dach eines Bauernhauses schon eine ganze Menge Holz notwendig war. Heute gibt es nur noch wenige Menschen, die dieses alte Handwerk noch beherrschen.

Als Hausbaum gepflanzt, war die Lärche der Sitz der Ahnen und des Hausgeistes sowie ein Symbol für reichen Kindersegen. Gerne wurde sie neben Haus und Hof gepflanzt, da sie als natürlicher Blitzableiter wirkte. Als Strahlensucher sind die elektrischen Spannungen in ihrem Umfeld leicht erhöht, was Blitze anziehen kann. Darum sollte man sich niemals bei Gewitter unter eine Lärche stellen.

Die Lärche galt früher als Ruhe- und Tanzplatz der Feen. Viele Geschichten von Wald- und Bergfeen oder von saligen Frauen – weisen Frauen aus der Sagenwelt der Alpenregion – ranken sich um die Lärche. Die Saligen waren dem Menschen sehr wohlgesonnen und führten viele verirrte Wanderer wieder zurück auf den rechten Weg. Sie halfen Sennerinnen beim Käsen, Mägden beim Flachsspinnen und mancher Frau bei der Geburt ihrer Kinder. Solange die Menschen die Gesetze der Natur achteten, brachten die Saligen Segen und Reichtum ins Land. Respektierte man dagegen ihren Lebensbereich nicht, hatte man meist mit schlimmen Konsequenzen zu rechnen. Darum räuchert man auch heute noch – besonders vor den Raunächten – die Häuser zum Wohlwollen der Feen und Saligen und gegen böse Einflüsse mit Lärchenharz aus.

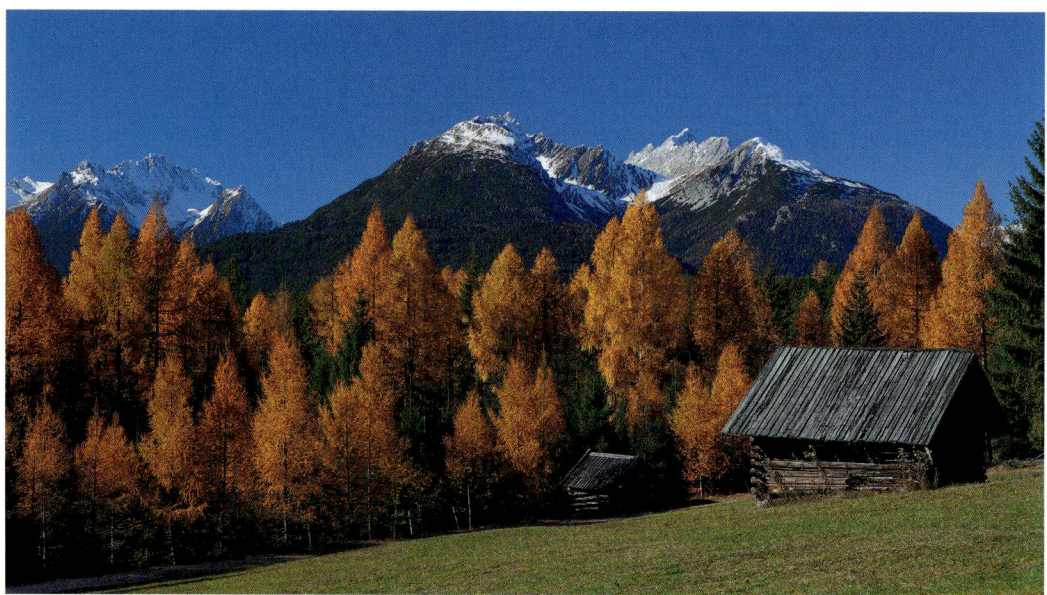

Wer im Herbst über die abgeweideten Bergwiesen wandert, kann sich an der leuchtenden Herbstfärbung der Lärchenwälder erfreuen. Mit dem blauen Himmel im Hintergrund bilden sie eine wahrhaft eindrucksvolle Kulisse.

Heilkräftige Anwendungen und Rezepte

Das Harz der Lärche ist eines der ältesten und wertvollsten pflanzlichen Heilmittel und wurde in der Vergangenheit zu hohen Preisen gehandelt. Es wirkt zusammenziehend, wundheilend, entzündungshemmend, schleimlösend, desinfizierend, durchblutungsfördernd, schmerzlindernd, entkrampfend, abschwellend, psychisch stärkend und energetisierend und wird meist als Balsam oder Räucherung verwendet. Auch das ätherische Öl der Lärche ist sehr beliebt.

Alpengold-Lärchenbalsam

50 g Lärchenharz, 50 g Olivenöl, 5 g Bienenwachs

1 Gesammeltes Lärchenharz reinigen: in einem Topf vorsichtig erwärmen und mit dem Olivenöl vermischen. Bildet beides eine dickflüssige Masse, eventuelle Rückstände abseihen.

2 Das Harz-Öl-Gemisch in einen Topf geben und im Wasserbad mit dem Bienenwachs erwärmen, bis dieses vollständig geschmolzen ist. Balsam in Tiegel gießen und abkühlen lassen. Sobald der Balsam erstarrt ist, Tiegel verschließen.

Tipp: Dieser Balsam zieht Holzsplitter, Dornen u. v. m. aus der Haut und fördert die Wundheilung.

Anti-Schnupfen-Saunaaufguss

Je 30 Tropfen ätherisches Öl von Lärche,
Balsamtanne und Zitronenmyrte

Die ätherischen Öle in ein kleines Fläschchen mit Tropfverschluss geben. Mischung für ein paar Tage reifen lassen. Auf jede Aufgusskelle 3–5 Tropfen der Ölmischung geben.

Umhüllendes Bergfräuleinöl

1 Lärchenzweig, 1 Handvoll Veilchen,
100 ml Mandelöl, 10 Tropfen ätherisches Limettenöl
und 5 Tropfen ätherisches Neroliöl

1 Die Lärchennadeln mit den Veilchen und dem Mandelöl in ein Schraubglas geben und für 4 Wochen an einem warmen Ort stehen lassen. Täglich schütteln.

2 Das Öl abseihen, die ätherischen Öle hineintropfen und in eine schöne Flasche füllen. Verwöhnt die Haut abends nach einem ausgiebigen Bad oder einer Dusche.

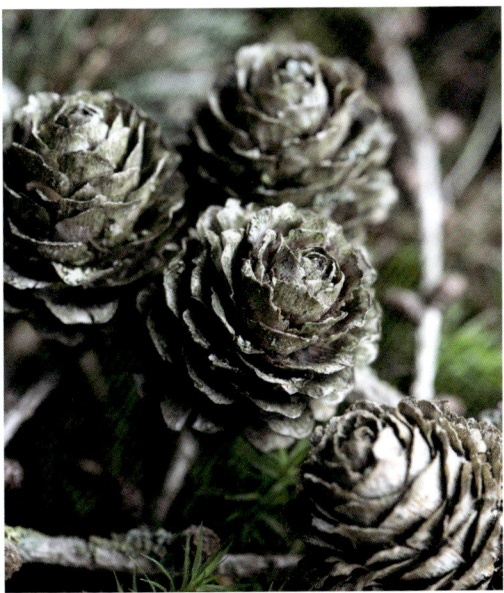

Ein bisschen erinnern die getrockneten Lärchenzapfen an kleine Igel, wenn wir sie im Herbst auf dem Waldboden finden.

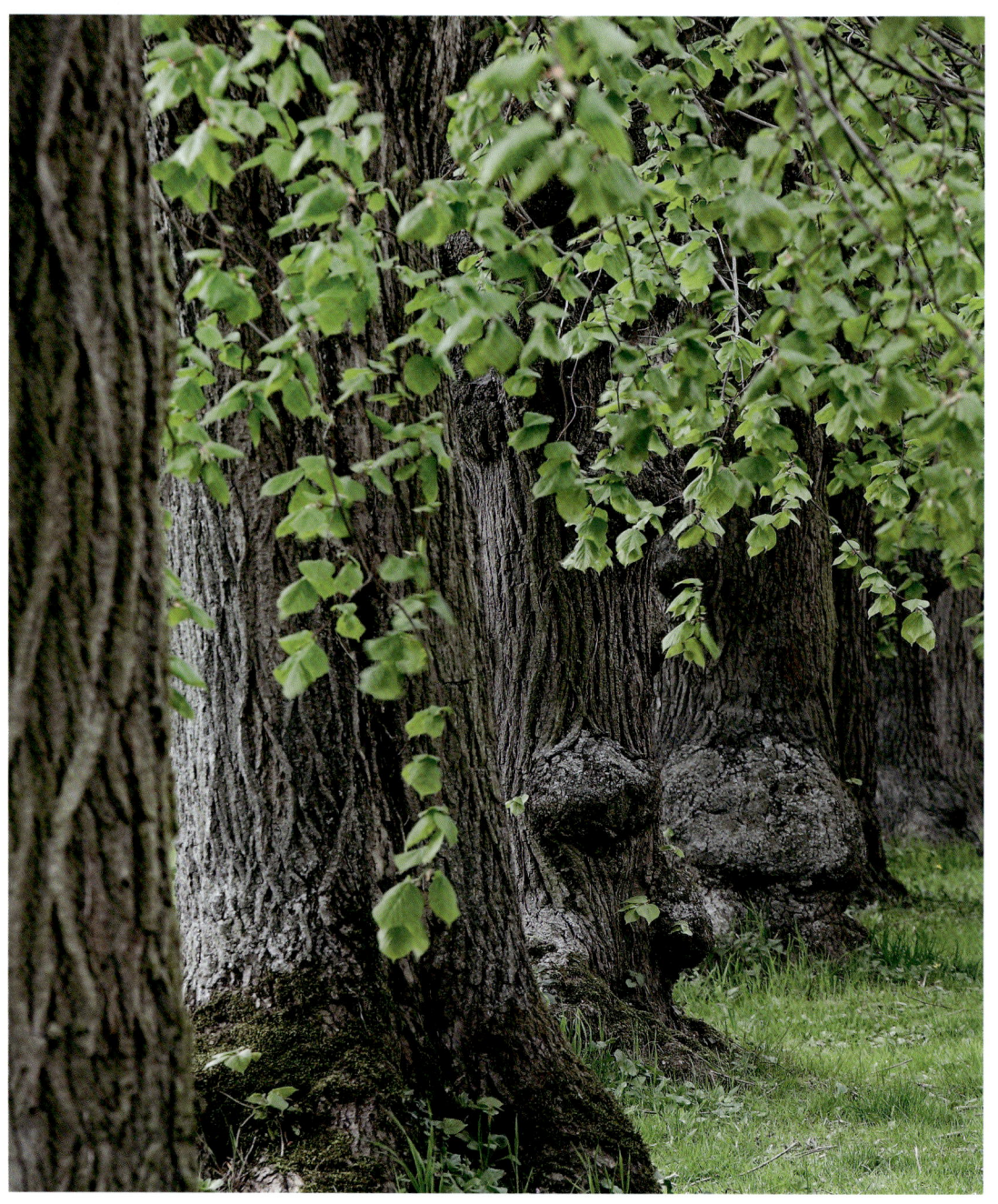

Die Linde

Baum des Glücks

Wer jemals zu Sommerbeginn an einem warmen, sonnigen Tag unter einer blühenden Linde *(Tilia)* gesessen hat, wird diesen honigähnlichen Duft – begleitet vom Summen unzähliger Bienen – wohl nicht mehr vergessen. Bis zu 60 000 Blüten bringt eine große Linde hervor. Die Sommer- wie auch die Winterlinde verfügen über große Heilkräfte.

Mythen und Geschichten

Bei der Lindn bin i gsessn,
bei der Lindn sitz i gern,
da kann ma, wann's recht windstill is,
das Herz klopfn hörn.

Von der Seitn von der Leitn,
kimmt a schians Dirndl her,
hat's Fürta auf der Seitn
und schaut kloa verzwickt her.

Jetzt möcht i halt wissn,
soll i bleibn, soll i gehn,
des Dirndl is so liab
und die Welt is so schian!

Viele Lieder, Sagen und Märchen wurden rund um die Linde gesponnen und werden heute teilweise noch gesungen, so wie dieses alte Volkslied, das man bei uns in Kärnten aber auch im bayrischen Raum noch ab und zu hören kann.

Wo Menschen wohnen, findet man Linden. In Siedlungen und Dörfern wurde sie früher mitten ins Zentrum gepflanzt. Noch heute existieren Linden, die mehr als 100 Jahre alt

sind. Nimmt allerdings die Luftverschmutzung zu, fühlt sich die Linde nicht mehr wohl, kränkelt und stirbt ab. Deswegen findet man sie selten an stark befahrenen Straßen. Auch mitten im Wald fühlt sie sich nicht besonders wohl.

Das Holz der Linde eignet sich sehr gut zum Schnitzen, zur Herstellung von Lindenkohle für den Künstlerbedarf, aber auch für Heilzwecke. Da es ein leichtes Holz ist, das nicht vom Holzwurm befallen wird, wird es gerne zum Bau von Resonanzböden für Orgeln und Klaviere verwendet. Im Bauaußenbereich und als Brennholz hingegen hat das Lindenholz nur einen geringen Wert. Der in der Rinde enthaltene

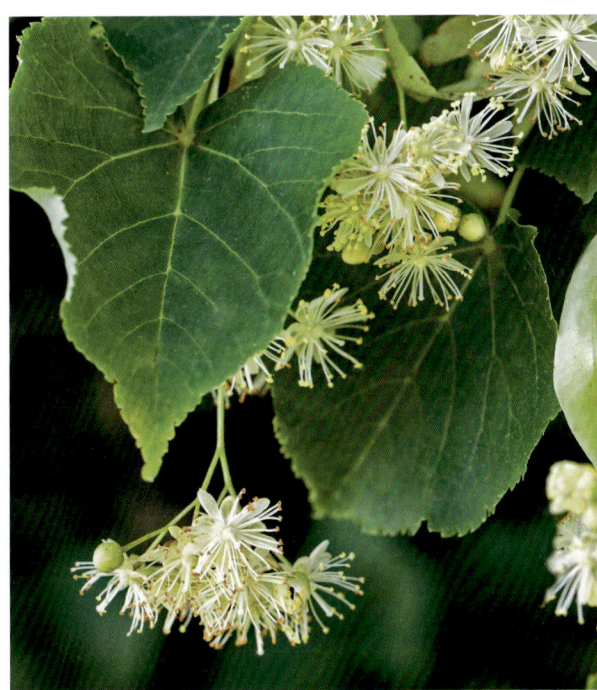

Blühende Linden locken viele Bienen an. Ihre Blüten verströmen einen süßen, fast narkotischen Duft.

Lindenbast wurde früher zur Herstellung von Matten, Betten und Seilen genutzt. Hier gibt es Funde, die bis zu den steinzeitlichen Pfahlbauten zurückreichen.

Bei den Germanen war die Linde der Göttin Freya geweiht, der Fruchtbarkeitsgöttin. Und wenn man sich die Linde genauer ansieht, so sieht man am Baum lauter kleine Herzen wachsen. Die Linde war früher geselligen Zusammenkünften wie etwa Kirchtagen und Hochzeiten vorbehalten und wurde vielerorts bei der Geburt von Mädchen gepflanzt. Allerdings wurde unter der Linde auch Gericht gehalten. Man ging davon aus, dass der liebliche Duft der Linde den Richter milder stimmen würde und den Verurteilten dazu bringen könnte, die Wahrheit zu sagen.

Heilkräftige Anwendungen und Rezepte

Von der Linde verwendet man Knospen, Blätter, Blüten, Rinde und Bast. Sie wirken schweißtreibend, entkrampfend, fiebersenkend, abschwellend, kühlend, entzündungshemmend, schlaffördernd, lindernd bei Hauterkrankungen, Nervosität und innerer Unruhe und lösen Schlacken im Körper. Lindenblütentee verwendet man bei Erkältungen, grippalen Infekten und Fieber. Er wirkt zudem kühlend bei Augenentzündungen. Lindenblütenfußbäder helfen bei Erkältungen und Grippe. Danach sollte man für eine halbe Stunde ruhen. Lindenkohle wird bei Geschwüren mit Wasser angerührt und auf die betroffenen Stellen aufgetragen. Innerlich eingenommen bindet sie Giftstoffe und Säure im Magen.

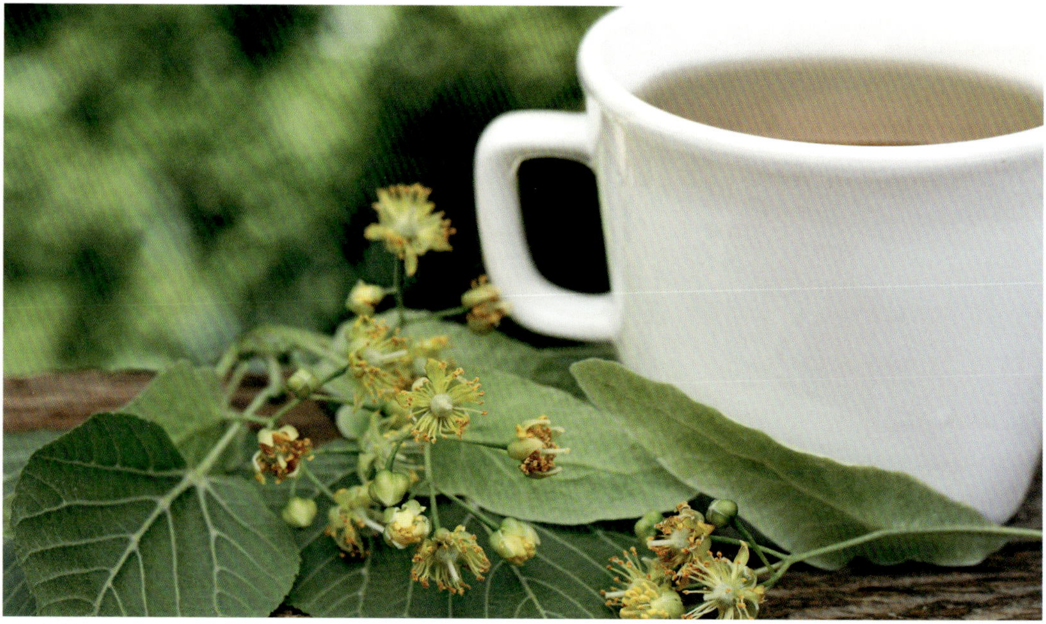

Lindenblütentee kenne ich bereits seit meiner Kindheit. Ein sehr gutes und hilfreiches Mittel bei Grippe und Fieber. Gesüßt mit Honig hat er ein feines Aroma. Im Sommer lassen sich die Lindenblüten auch sehr gut als Eistee genießen.

Dreiblüten-Grippe-Sirup

Je 1 Handvoll getrocknete Lindenblüten, Holunderblüten und Mädesüßblüten, 1 l Wasser, 1 kg Rohrzucker, 25 g Zitronensäure

1 Wasser und Zucker aufkochen und vom Herd nehmen. Etwas abkühlen lassen und die Zitronensäure einrühren.

2 Blüten in den lauwarmen Sirup geben, zudecken und für 48 Stunden ziehen lassen. Abseihen und in kleine Flaschen abfüllen.

Tipp: Alle drei Blüten wirken schweißtreibend, fiebersenkend und entzündungshemmend und sind somit bei Erkältungen und grippalen Infekten sehr gut geeignet. Der Sirup kann mit Wasser verdünnt eingenommen werden oder zum Süßen von Tee verwendet werden.

Die Anregung für dieses Rezept habe ich von Heidi, einer befreundeten Kräuterpädagogin, erhalten. Ich habe die Wirkung selbst getestet und bin sehr überzeugt davon.

Heilsamer Lindenbalsam

Lindenblätter, Sonnenblumenöl, Hanföl, Bienenwachs, ätherische Öle von Palmarosa, Lavendel, Zedernholz und Bergamotte

1 Lindenblätter klein schneiden, in ein Glas füllen und mit dem Sonnenblumenöl übergießen. Das Glas im Wasserbad für ca. 20 Minuten erwärmen. Blätter abseihen und Lindenblätteröl abkühlen lassen.

2 40 g Lindenblätteröl, 10 g Hanföl und 5 g Bienenwachs im Wasserbad erwärmen, bis das Bienenwachs komplett geschmolzen ist.

3 In einen Cremetiegel (50 ml) je 2 Tropfen Zedernholzöl, Palmarosa und Lavendel sowie 4 Tropfen Bergamotteöl tropfen und mit dem Balsam aufgießen. Balsam auskühlen lassen und verschließen.

Tipps: Dieser Balsam ist für die ganze Familie geeignet. Die Lindenblätter beruhigen irritierte Haut, helfen bei kleinen Hautverletzungen und wirken hautpflegend. Durch die ätherischen Öle wird die hautpflegende Wirkung außerdem noch unterstützt.
Lindenblüten mit Essig übergossen sind eine gute Pflegespülung für unser Haar. Nach zwei Wochen seihe ich den Essig ab und gebe 1 EL davon in einen Krug warmes Wasser.

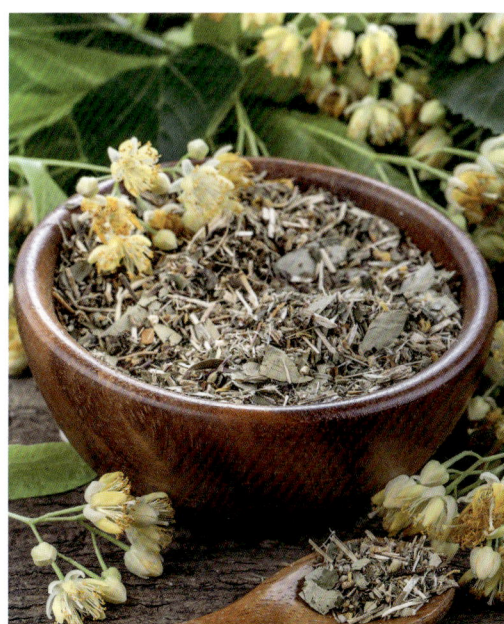

Getrocknete Lindenblüten können über das Jahr für Teemischungen, Kräuterkissen und Bäder verwendet werden.

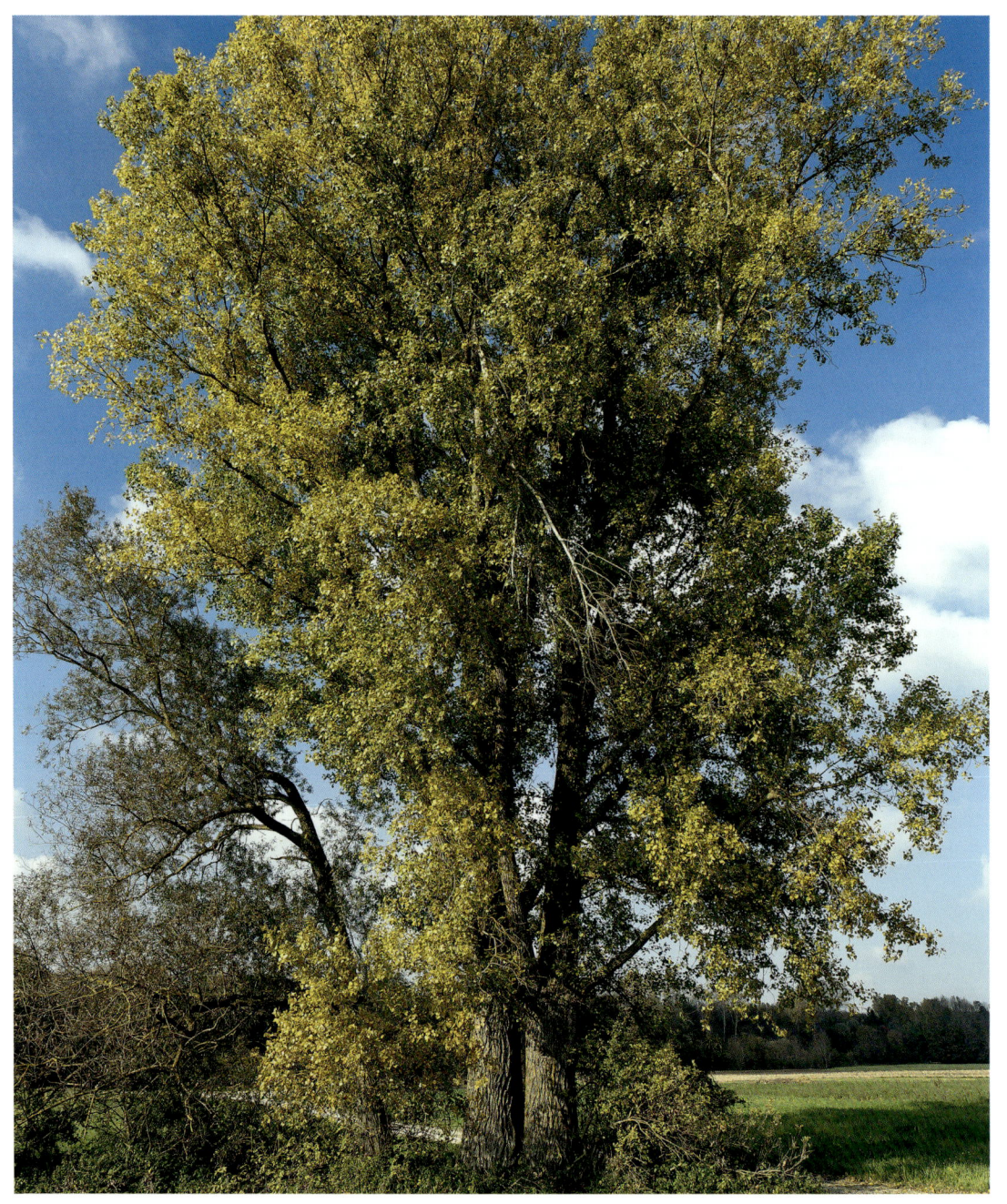

Die Pappel
Baum der Unterwelt

Die im März oder April blühende Pappel *(Popolus)* erreicht eine Höhe von 30 Metern. Man unterscheidet mehrere Arten wie z. B. Schwarz-, Grau-, Silber-, Balsam- und Pyramidenpappel sowie die Aspe (Espe). Die Blätter der Schwarzpappel sind spitz und oval. Die grauen und rötlichen Kätzchen sind etwa fünf Zentimeter lang.

Pappeln sind wasserliebend und werden oft in Auen, an Bachläufen und Flüssen angesiedelt. Da sie ständig Wasser pumpen, können sie den Grundwasserspiegel um bis zu einen Meter absenken. Pappeln eignen sich zudem zur Bodenentgiftung. Das Pappelholz ist schnellwüchsig und sehr leicht. Es wird für Zellulose, Sperrholz und Streichhölzer verwendet, früher wurden auch Holzschuhe daraus gefertigt.

Mythen und Geschichten

»Zittern wie Espenlaub« – diesen alten Ausspruch hört man manchmal heute noch, wenn von besonders schreckhaften Menschen die Rede ist. Die Blätter der Espe zittern bei dem kleinsten Windhauch und scheinen sich immer zu bewegen. Es wird gemunkelt, dass sie sich mit der Geisterwelt unterhalten und wer dabei genau zuhört, kann viel Interessantes erfahren.

Die Schwarzpappel war im antiken Griechenland der Erdmutter geweiht und wurde dort zur Wahrsagung verwendet. In ihrer Mythologie ist die Pappel sehr eng mit der Unterwelt verbunden. Laut alten Überlieferungen steht am Eingang zur Unterwelt eine Schwarzpappel und an ihrem Ausgang eine Weißpappel. Darum wurden Pappeln besonders gerne um Friedhöfe gepflanzt, um den Verstorbenen den Übergang zwischen den Welten zu ermöglichen. Der Silberpappel wurde die Verbindung beider Welten übertragen. Ihre Blattunterseite ist hell und die Blattoberseite dunkel, sie symbolisiert somit die Gesamtheit der Welten.

Heilkräftige Anwendungen und Rezepte

Pappelwolle ist ein hervorragendes Mittel bei Ohrenschmerzen. Sie eignet sich auch als Ohrpfropfen bei Zugluft. Träufelt man ein paar Tropfen Johanniskrautöl oder einen Tropfen ätherisches Lavendelöl auf die Wolle, kann die Wirkung noch verstärkt werden.

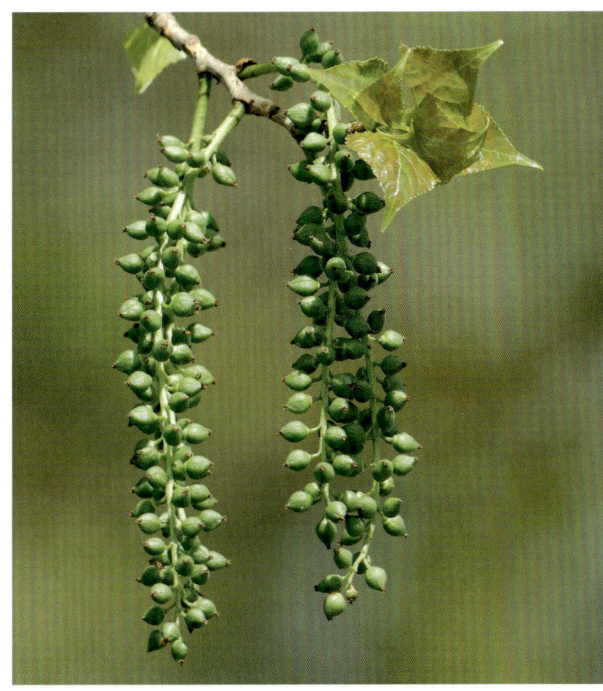

Aus den grünen, blühenden Pappeln entsteht die feine Pappelwolle, die im Frühsommer in den Auen schwebt.

Pappelsalbe hatte schon in der frühen Heilkunde ihre Bedeutung und wurde mit verschiedenen stark schmerzstillenden und halluzinogenen Kräutern verkocht. Da die Salbe aufgrund der halluzinogenen Kräuter eine Art Trancezustand auslösen könnte, wurden später nur noch Pappelknospen und Pappelbast zur Herstellung der Salbe verwendet. Dieses Rezept ist bis heute bekannt.

Die Wirkungen der verschiedenen Pappelarten sind vielfältig: Sie wirken schleimlösend, auswurffördernd, harnsäureausschwemmend, entzündungshemmend, wassertreibend, spülen Schlacken aus und fördern die Verdauung. Sie sind hilfreich in der Hautpflege, verbessern die Narbenheilung, beruhigen empfindliche Schleimhäute, mildern Verbrennungen, Wunden, Sonnenbrand, Hämorrhoiden, Akne, Neurodermitis, Schuppenflechte und Schrunden.

Hautwohl-Pappelsalbe

1 EL Pappelknospen (wenn vorhanden von der Balsampappel), 100 g Olivenöl, 10 g Bienenwachs

1 Knospen leicht mörsern und mit Olivenöl in eine Schüssel geben. Im Wasserbad erwärmen und ca. 30 Minuten ziehen lassen. Dann abseihen.

2 Olivenöl mit Bienenwachs erneut ins Wasserbad stellen. So lange rühren, bis sich das Wachs aufgelöst hat. Balsam in Cremetiegel füllen. Abkühlen lassen und verschließen.

Tipp: Dieser Balsam hilft bei schlecht heilenden Wunden, empfindlicher und entzündeter Haut und ist auch für raue Hautstellen sehr gut geeignet.

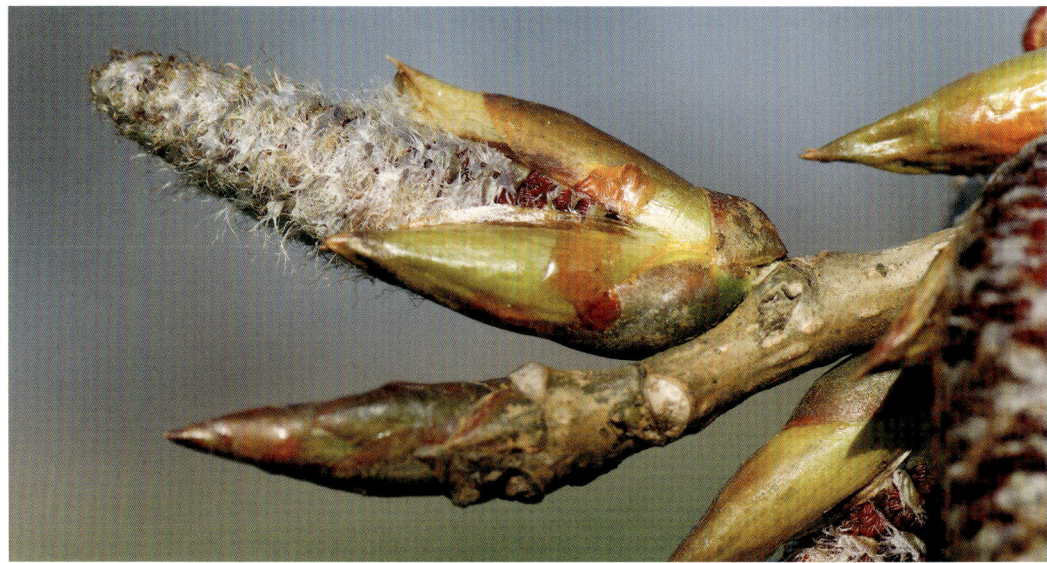

Die Pappel hat ein schnellwachsendes Holz, das als Energieholz oder für die Gewinnung von Spanplatten verwendet wird. Man trifft sie gerne in Auen und Feuchtgebieten an. Besonders heilkräftig und aromatisch ist die Balsampappel.

Kraftspendender Pappelwein

75 g Pappelknospen, 750 ml Wein

Knospen in ein Schraubglas füllen und mit Wein übergießen, Glas verschließen. Mischung für 7 Tage an einem warmen Ort stehen lassen und immer wieder schütteln. Wein abseihen und in eine schöne Flasche füllen.

Tipp: Ein Likörgläschen dieses Medizinalweins wird vor dem Mittag- oder Abendessen getrunken. Er wirkt stärkend.

Pflegender Pappelessig

1 EL Pappelknospen, 1 EL Lavendelblüten,
100 ml Wasser, 50 ml Apfelessig

1 Pappelknospen und Lavendelblüten mit kochendem Wasser übergießen und 10 Minuten ziehen lassen. Abseihen und mit dem Apfelessig vermischen.

2 In eine dunkle Flasche geben und als Reinigungswasser für unreine Haut verwenden.

Tipp: Statt Lavendel können auch Blüten der Nachtkerze verwendet werden. Diese helfen besonders bei irritierter, empfindlicher Haut.

Aufbauender Pappeltee

1 TL Pappelblätter, 250 ml Wasser

1 Pappelblätter klein zupfen und mit kochendem Wasser übergießen.

2 10 Minuten ziehen lassen und schluckweise trinken.

Tipp: Dieser Tee kann zur Genesung als Kur 2–3-mal täglich getrunken werden. Er eignet sich auch bei Magen- und Darmbeschwerden, bei Rheuma und Schmerzzuständen.

Frühlingskräutersuppe

½ Bund Frühlingszwiebeln, 2 EL Butter, 2 EL Mehl,
1 l Wasser, 2 Handvoll junge Wildkräuter, etwas Salz,
1 Handvoll Pappelblätter

Frühlingszwiebeln in der Butter glasig rösten, Mehl unterrühren und mit Wasser aufgießen. Kräuter dazugeben, 3–4 Min. kochen lassen. Mit dem Pürierstab durchmixen, salzen. Blätter hacken, hinzugeben. Kurz durchziehen lassen.

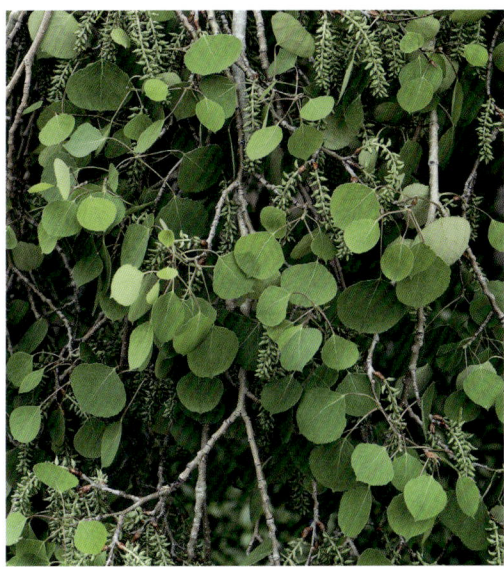

Wohl die Wenigsten von uns haben frische Blätter von Laubbäumen schon in der Küche genutzt und genossen.

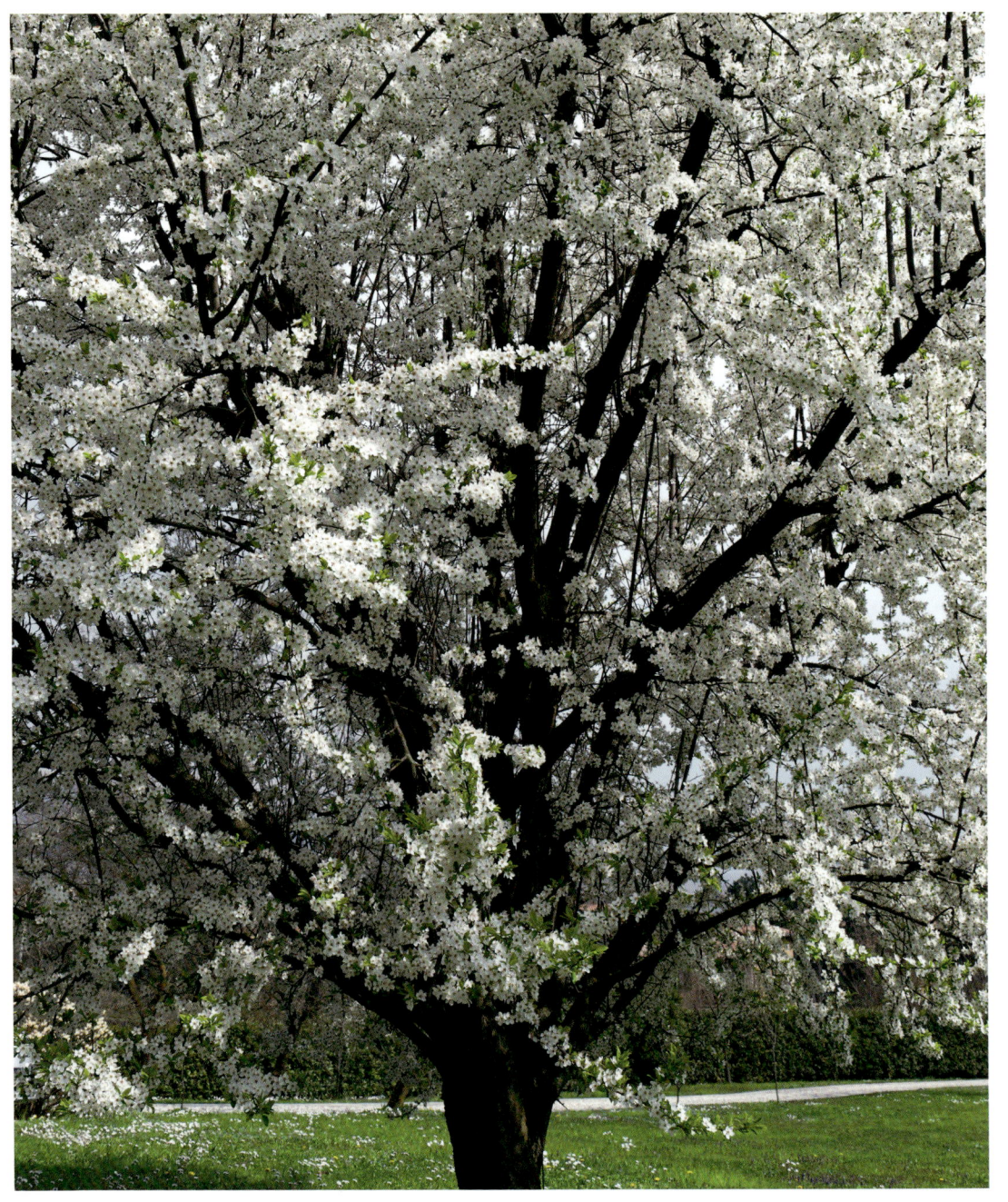

Die Pflaume

Baum für Alter und Weisheit

Unter dem Namen Zwetschge, Plumme, Plamme und Reneclode ist die Pflaume *(Prunus domestica)* bei uns bekannt. Sie ist ein Rosengewächs, das wahrscheinlich aus Vorderasien stammt, und kann bis zu zehn Meter hoch werden.

Ihre Blütezeit liegt im April und Mai. Die saftigen Früchte schmecken herb oder süß und haben – je nach Sorte – ganz unterschiedliche Formen, Größen und Farben. Manche sind schwarz oder violett, andere eher gelb bis gelbgrün.

Mythen und Geschichten

Ob als Heiratsorakel, zur Geburtsprophezeiung, als Glücksbringer oder Gesundbaum, viele Aufgaben hatte die Pflaume zu erfüllen. In China wurde sie als Baum für Alter und Weisheit verehrt. »Baum nimm Du's, auf dass mich lässt das Fieber in Ruh.« Solche und ähnliche Sprüche hat man in der Vergangenheit oft verwendet, um heilkräftigen Bäumen rituell Krankheiten zu übertragen. Die Menschen gingen davon aus, dass der Baum die Krankheit auf diese Weise übernimmt und sie gesund nach Hause gehen.

Als wichtiger Bestandteil der Barbarazweige werden außer Kirschzweigen auch die Zweige der Pflaume am 4. Dezember im Haus in eine Vase gestellt. Blühen diese bis zum Heiligen Abend auf, so steht im nächsten Jahr eine Hochzeit ins Haus und es besteht für Gesundheit und Glück der Bewohner für das kommende Jahr kein Zweifel.

Aus dem Holz der Pflaume stellte man früher Löffel und Messerschäfte her. Das rötlich anmutende Holz wird heute noch gerne als Intarsienholz verwendet.

Heilkräftige Anwendungen und Rezepte

Bereits Hildegard von Bingen hat den Zwetschgenbaum geschätzt. Sie verwendete die Blätter bei Zorn und die Rinde bei Würmern. In der Volksheilkunde wirkt die Pflaume allgemein aufbauend, regulierend, mild abführend und blähungswidrig, kühlend, wassertreibend und krampflösend.

Blütenknospen, als Sole verarbeitet, gelten als Stärkungsmittel und der Absud der Blätter wirkt bei Fieber. Die Früchte helfen bei Fieber, Blähungen, Müdigkeit, Verstopfung und fördern die Bildung von Magensekret. Slibowitz (gebranntes Zwetschgenwasser) wirkt erwärmend, verdauungsanregend, und vorbeugend gegen Erkältungen und Grippe. Aus den Kernen der Früchte wird Pflaumenkernöl gepresst. Es hat einen feinen Marzipanduft und ist ein gutes Anti-Aging-Öl, das für Hautpflegeprodukte eingesetzt werden kann.

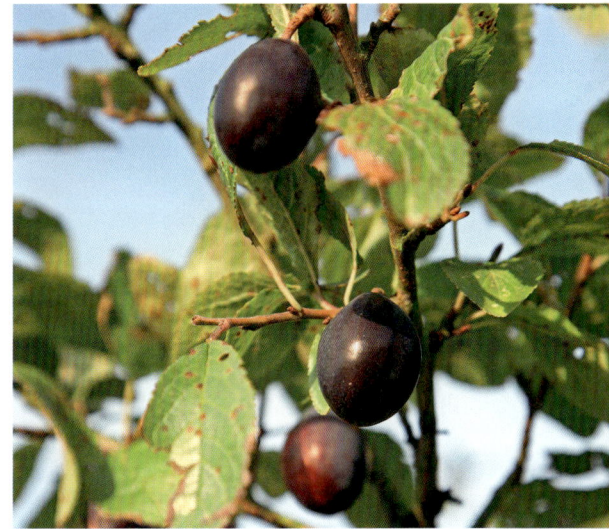

Bei der Pflaumen- und Zwetschgenernte trifft man gerne Wespen an. Darum ist große Vorsicht geboten.

Seidenweich-Shampoo

10 ml Pflaumenblütenessig, 20 ml Rosenblütentee,
5 ml Mandelöl, 65 ml Shampoo-Basis

Pflaumenblütenessig mit Rosenblütentee und dem Mandelöl gut vermischen. Shampoo-Basis langsam einrühren.
Wenn sich der entstehende Schaum abgesetzt hat, Shampoo in einen Seifenspender füllen.

Tipp: Dieses Shampoo regeneriert die Kopfhaut, hilft
bei Schuppen, trockener und juckender Kopfhaut und
macht das Haar füllig und glänzend. Durch die Beigabe
von Essig wird der natürliche Säureschutzmantel der Haut
erhalten.

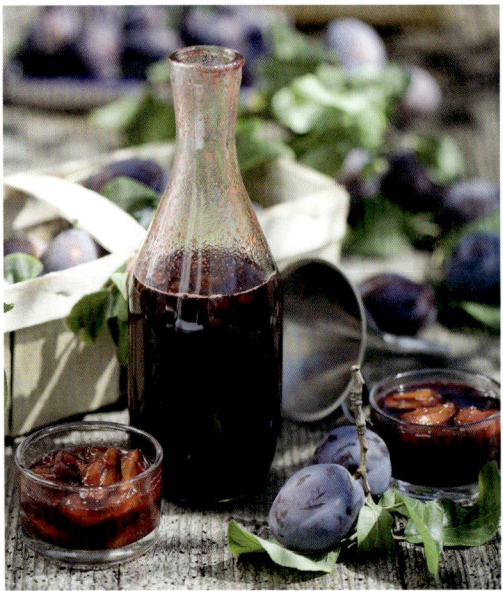

Die reiche Ernte lässt sich sehr gut zu Saft, Marmelade,
Gelee und Likör verarbeiten und einlegen.

Pflaumenblüten-Essig

1 Handvoll Pflaumenblüten, 300 ml Apfelessig

Die Pflaumenblüten in ein Schraubglas füllen und mit dem
Apfelessig übergießen. Das Glas verschließen und an einen
warmen Ort stellen. Täglich schütteln. Nach einer Woche die
Blüten abseihen und den Essig in dunkle Flaschen füllen.

Tipp: Der Blütenessig schmeckt köstlich als Salatdressing
und eignet sich genauso gut zur Haarpflege.

Vorzüglicher Pflaumen-Amaretto

30 g Pflaumenkerne, 300 ml Korn (38 %),
300 ml Wasser, 100 g Zucker

1 Pflaumenkerne und Korn in ein Schraubglas füllen
und für 2 Monate an einen warmen Ort stellen. Täglich
schütteln.

2 Wasser mit dem Zucker aufkochen, abkühlen lassen und
zum durchgeseihten Korn geben. Den Pflaumen-Amaretto
in Flaschen füllen und für mindestens 1 Monat nachreifen
lassen.

Entkrampfendes Zwetschgenwasser

50 ml Slibowitz, 50 ml Lavendelhydrolat,
1 Sprühflasche mit 100 ml

Slibowitz mit dem Lavendelhydrolat in die Sprühflasche füllen. Gut schütteln. Dieses Wasser kann bei Muskelkrämpfen
in den Waden aufgesprüht werden.

Tief verwurzelt – eine Baummeditation

IMMER WIEDER KOMMT MAN IM LEBEN IN SITUATIONEN, IN DENEN MAN SICH
UNSICHER FÜHLT. HIER HILFT ES, SICH MIT EINER EINFACHEN BAUMMEDITATION
TIEF ZU VERWURZELN UND IN SICH SELBST WIEDER HALT ZU FINDEN.

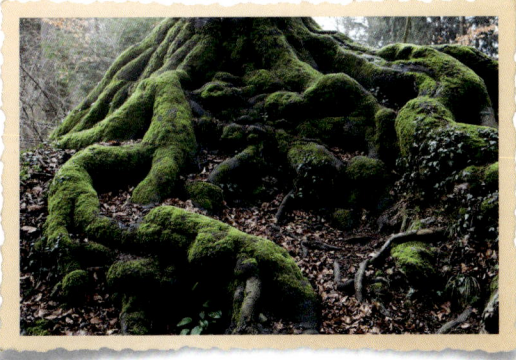

*Ein alter Baum, tief verwurzelt mit der Erde und
moosbewachsen, lädt zum Innehalten ein.*

Bei einer Baummeditation kann man sitzen oder stehen. Beide Beine werden fest auf den Boden gestellt. Ist man alleine, schließt man die Augen, ansonsten reicht es aus, sein Umfeld einfach auszublenden.

»Stelle dir vor, es ist ein schöner, sonniger Tag und du stehst mitten auf einer Waldlichtung. Du bist ein kraftvoller Baum, der Wind streicht durch dein Blätterkleid und in deinen Ästen singen zwei Vögel. Mit den Gedanken begibst du dich zu deinen Wurzeln. Du fühlst die großen, starken Wurzeln, eingebettet in feuchte, nährstoffreiche Erde. Sie verzweigen sich und dehnen sich nach allen Seiten aus. Langsam und beständig wachsen sie vor sich hin. Die kleinen Wurzelspitzen nehmen Wasser und Nahrung auf, um dich damit zu versorgen.

Tief reicht dein Wurzelsystem ins Erdreich. Kein Sturm kann dir etwas anhaben, alles ist im harmonischen Gleichgewicht. Ziehe deine Gedanken wieder aus den Wurzeln zurück und lass sie den Stamm entlang zu den Ästen und Blättern wandern. Die Sonne kitzelt und wärmt deine Blätter. Du nimmst wahr, wie sie sich der Sonne entgegenstrecken und sich ihrem Licht öffnen. Die beiden Vögel beenden ihr Lied und fliegen weiter, während die Sonne langsam am Horizont versinkt und den Himmel in ein leuchtendes Rot taucht. Du fühlst dich gestärkt und entspannt.

Langsam öffnest du deine Augen und denkst noch einmal an die stärkende Kraft zurück, die du gerade gefühlt hast. Diese Kraft nimmst du nun mit in deinen Alltag.«

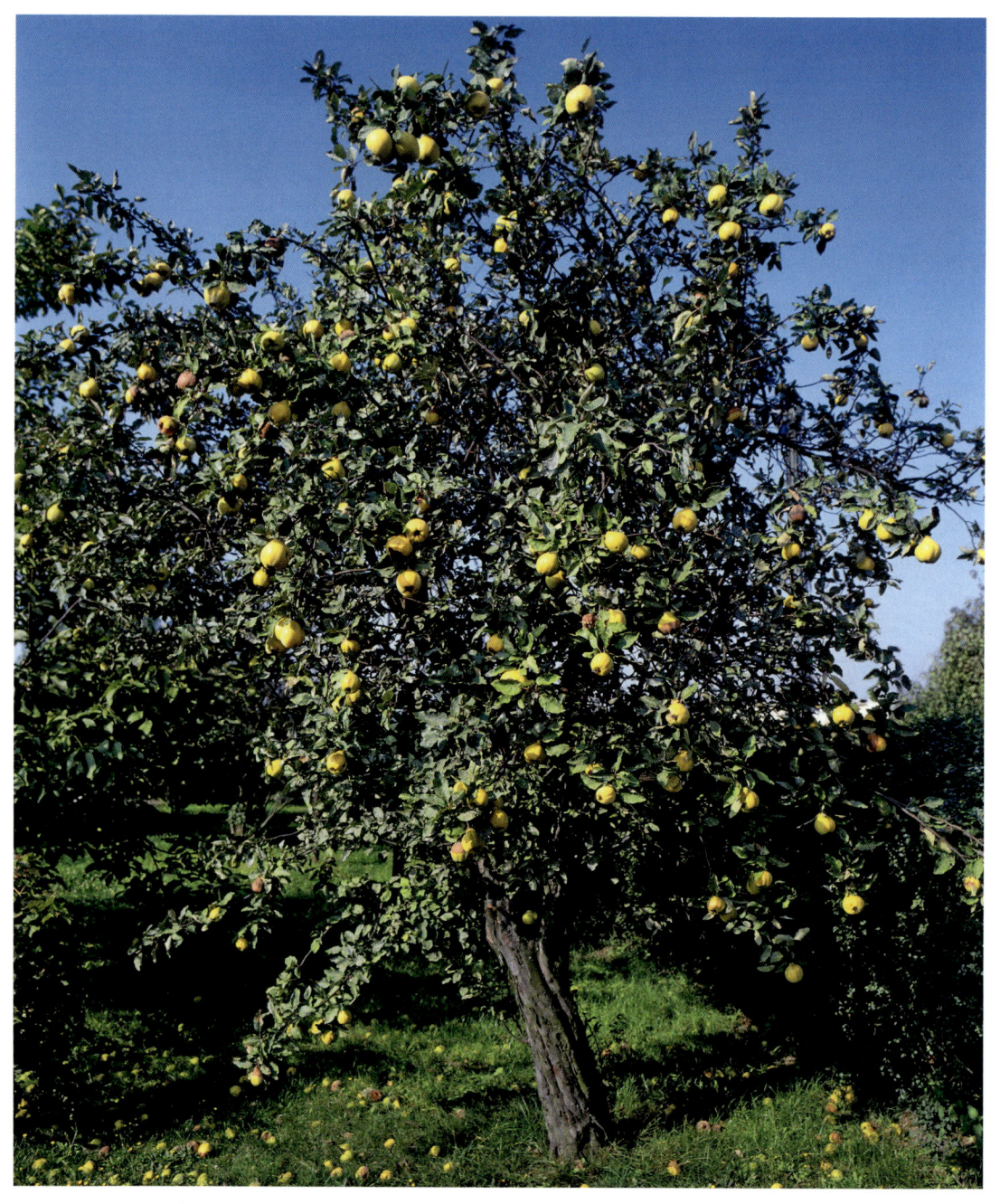

Die Quitte

Baum der goldenen Früchte

Die Quitte (*Cydonia oblonga*) ist ein Kernobstgewächs, das aus der Familie der Rosengewächse stammt. Die Früchte gibt es in Apfel- oder Birnenform. Ihr süßer, balsamischer Duft versüßt uns den Spätherbst.

Als eine der spätesten Obstsorten im Jahr werden die goldgelben Früchte im Oktober geerntet. Durch eine längere Lagerzeit wird ihr Geschmack noch beträchtlich verbessert. Da sie wunderbar duften, können die Früchte gut zur Raumbeduftung genutzt werden. Eigentlich ist die Quitte bei uns als Weihnachtsfrucht bekannt.

Mythen und Geschichten

Deine duftenden Früchte leuchten golden im Licht,
dieser Köstlichkeit widerstehe ich nicht.

Die Quitte galt damals wie heute als Fruchtbarkeitssymbol. In vielen Kulturen wurde die Quitte als Symbol der Liebe verehrt und als Hochzeitsgabe an frisch Verheiratete verschenkt. Am Abend vor der Hochzeit sollte die Braut eine Quitte essen, um auf die Freuden der Ehe vorbereitet zu sein. Der süße Duft ist hierbei symbolisch für die schönen Stunden der Ehe zu verstehen, der herbe Geschmack wohl eher für die Leiden im Leben.

Der lateinische Name der Quitte »*Cydonia oblonga*« kommt aus dem Griechischen und bezieht sich auf die griechische Stadt Kydonia, die auf Kreta liegt und heute Chania heißt. »Apfel aus Kydonia«, so lautete damals die Bezeichnung der Quitte und sie war – wie könnte es auch anders sein – der Liebesgöttin Aphrodite geweiht.

Heilkräftige Anwendungen und Rezepte

Quitten und Quittenkerne sind entzündungshemmend, kühlend, zusammenziehend, reizlindernd, hautberuhigend und wurden früher bei Hals-, Mund- und Magenschleimhautentzündungen angewandt. Bei Bronchitis und Husten wirken sie ebenfalls reizlindernd. Aus den Kernen lässt sich ein natürliches, hautberuhigendes Gel herstellen.

Bei Räucherungen wird der Rauch von getrockneten Blüten und Schalen mit der Bitte um Fülle und Fruchtbarkeit zu den Göttern gesendet. Räucherungen mit Quitte eignen sich auch nach schmerzenden Veränderungen.

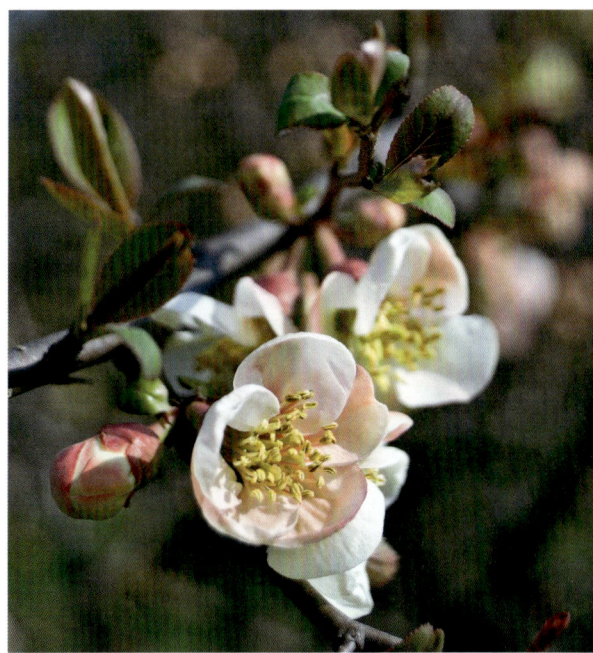

Die Quitte war bis vor wenigen Jahren relativ unbekannt,
jetzt sieht man sie in vielen Gärten wieder.

Hautberuhigendes Quittengel

1 Teil Quittenkerne, 5 Teile Rosenblütentee (kalt),
2 Teile Tinktur der Balsampappel (38 %)

Die Quittenkerne mit dem Rosenblütentee übergießen und
für ein paar Stunden stehen lassen. Die Tinktur einrühren
und das Gel in kleine Tiegel abfüllen.

Tipp: Bei besonders empfindlicher Haut oder bei der
Anwendung des Gels in der Augenpartie nimmt man statt
der Tinktur 7 Teile Rosenblütentee. Allerdings muss dieses
Gel innerhalb von 1 Tag aufgebraucht werden, da es anfällig
für Keime ist. Alternativ könnte das Gel in Eiswürfelformen
gefüllt und portionsweise eingefroren werden.

Aphrodites Schönheitsöl

Schale einer reifen Quitte, 45 ml Mandelöl, 5 ml Wildrosen-
öl, 4 Tropfen ätherisches Zedernöl, 6 Tropfen ätherisches
Magnolienöl, 10 Tropfen ätherisches Bergamotteöl

Den äußeren Flaum der Quitte mit einem Tuch abreiben
und die Quitte schälen. Schale klein schneiden, mit Mandelöl übergießen und im Wasserbad für ca. 30 Minuten erwärmen. Quittenschalen abseihen und das Mandelöl abkühlen
lassen. Quitten-Mandelöl mit dem Wildrosenöl, Zedernöl,
Magnolienöl und dem Bergamotteöl mischen.

Tipp: Dieses Öl wird nach dem Duschen in die noch
feuchte Haut einmassiert. Es wirkt glättend auf die Haut.

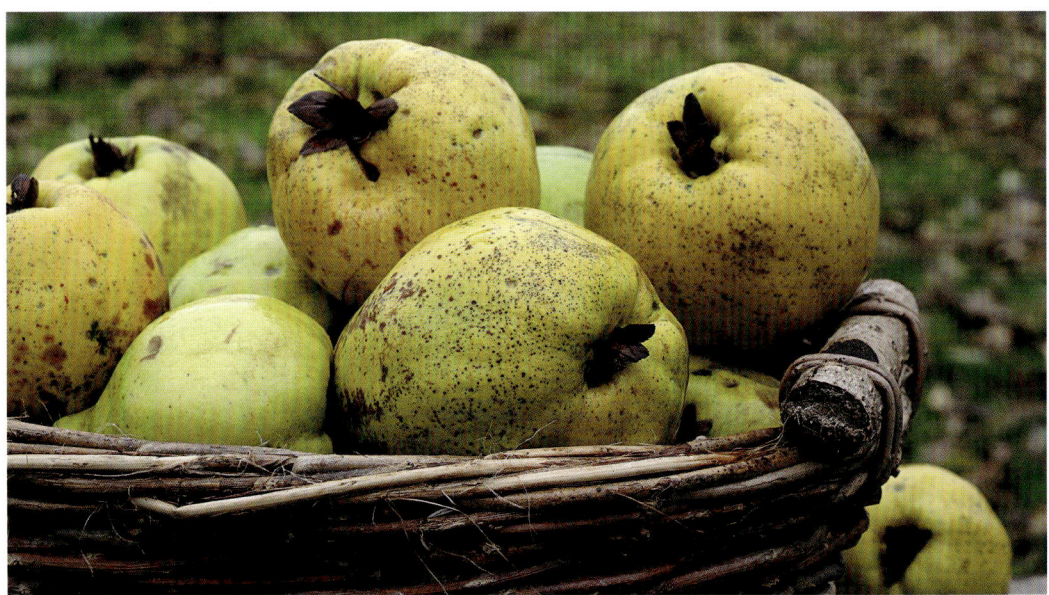

Frisch geerntete Quitten sehen nicht allzu einladend aus. Doch poliert man erst den feinen Flaum von der Schale, hat man ihr
köstlich süßes Aroma in der Nase. Die Schale der Früchte ergibt einen herrlichen Früchtetee.

Herbstfrüchtetee

Je 100 g Quittenschale, Holunderbeeren, Hagebutten

Alle Zutaten trocknen, klein schneiden und mischen. In eine Dose abfüllen. 2 EL der Früchtemischung mit 500 ml Wasser aufkochen und für ca. 5 Minuten köcheln lassen. Den Tee abseihen und nach Bedarf mit Honig süßen.

Quittenkäse

1 kg Quitten, etwas Zimt- und Nelkenpulver,
500 g Gelierzucker, Kristallzucker zum Wälzen,
1 Bio-Zitrone, Vanillezucker

1 Die Quitten vierteln und samt Schale und Kerngehäuse in etwas Wasser mit den Gewürzen, dem Saft der Zitrone und dem Vanillezucker weich dünsten. Quittenmus durch ein Sieb streichen und mit dem Gelierzucker unter ständigem Rühren einkochen, bis eine dickflüssige Masse entsteht.

2 Quittenmasse ca. 1 Zentimeter dick auf ein mit Frischhaltefolie ausgelegtes Blech geben. Käse bei Zimmertemperatur abkühlen und für ein paar Tage trocknen lassen. Kleine Würfel aus dem Quittenkäse schneiden und in Kristallzucker wenden. Stückchen gut trocknen lassen und luftdicht in einer Dose aufbewahren.

Quittenlikör

2 Quitten, 3 EL Kandiszucker, ½ Stange Zimt, 2 Nelken,
etwas Kardamom, 700 ml Korn (38 %), Zitronensaft

1 Die Quitten klein schneiden und in ein großes Schraubglas füllen. Kandiszucker, Zimt, Nelken und Kardamom grob mörsern und mit dem Korn ins Glas geben.

2 Den Zitronensaft zugeben und das Glas verschließen. Ansatz für 6 Wochen an einem warmen Platz stehen lassen. Regelmäßig schütteln. Danach filtern und den Likör in kleine Flaschen füllen.

Harmonisches Raumspray

Quittenschalen, 1 Prise Salz, 3 Tropfen Zitronenmyrteöl

Quittenschalen mit warmem Wasser übergießen, Salz zugeben und zugedeckt für 2 bis 3 Stunden ziehen lassen. Das Wasser abseihen und in eine Sprühflasche füllen. Auf 50 ml Quittenwasser 3 Tropfen ätherisches Öl geben.

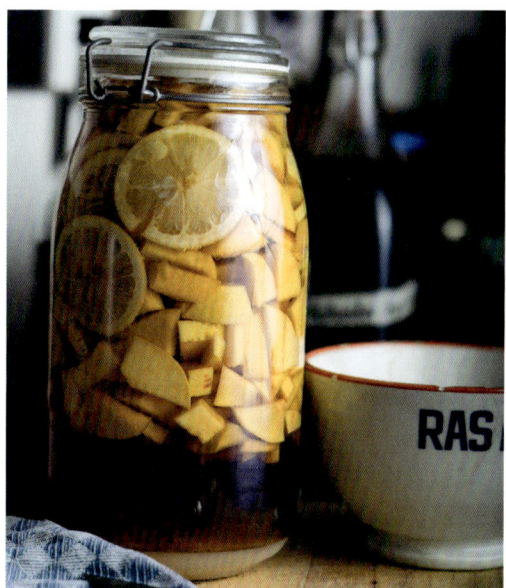

Quittenlikör gewinnt durch längere Lagerung an Milde.
Doch da er gut schmeckt, wird er meist nicht alt.

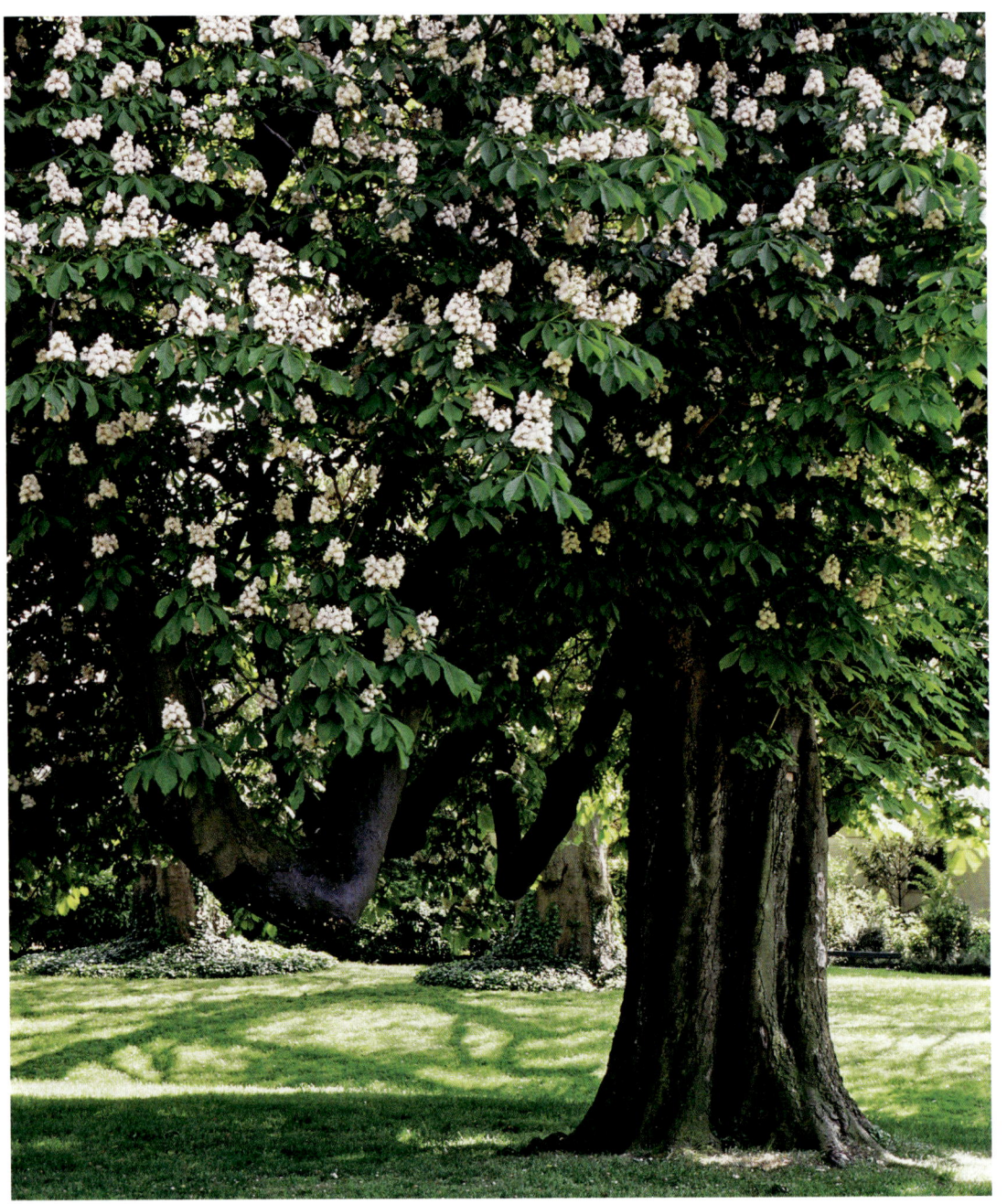

Die Rosskastanie

Baum der Geselligkeit

Als stattlichen bis zu 30 Meter hohen Baum kennen wir die Rosskastanie *(Aesculus hippocastanum)* aus Biergärten und Parkanlagen. Umgangssprachlich ist sie als Drusenkesten, Gichtbaum oder Pferdekastanie bekannt. Die weißen, kerzenförmigen Blüten leuchten im Frühling weit ins Land. Im Herbst werden ihre Früchte, die Kastanien, reif.

Mythen und Geschichten

Eingeführt wurde die Rosskastanie wohl von den Türken während der Belagerung Wiens. Sie haben mit den Früchten ihre Pferde gefüttert, damit die Tiere ein schönes, glänzendes Fell erhalten. Anderen Überlieferungen zufolge kommt der Name der Rosskastanie von ihren hufeisenförmigen Blättern.

Die Rosskastanie wurde schnell als Allee- und Parkbaum sehr beliebt und man pflanzte an jedem königlichen Hof viele Bäume. Ludwig I. von Bayern erließ ein Gesetz, in dem es Brauereien gestattet war, in ihren Kellern und unter Kastanienbäumen Bier auszuschenken. Allerdings durften dort keine Speisen verkauft werden. Es war den Besuchern daher gestattet, sich die Brotzeit selbst mitzubringen.

In Notzeiten legte man geschälte Kastanien über Nacht in Milch ein, um die Bitterstoffe zu entziehen. Die getrockneten Früchte wurden gemahlen und dienten als Kaffee- und Mehlersatz, Stärkemehl und zum Bierbrauen. Buchbinder und Tapezierer stellten aus der Kastanie Leim her. Durch ihren hohen Gehalt an waschaktiven Substanzen können Kastanien auch als natürliches Waschmittel verwendet werden. Zur Körperpflege sind sie genauso gut geeignet wie zur Pflege hochwertiger Seide- oder Wollkleidung. Dies wäre doch eine gute Alternative zur heute so populären indischen Waschnuss.

Heilkräftige Anwendungen und Rezepte

Alle Teile der Kastanie wirken blutreinigend, venenstärkend, blutstillend, hautberuhigend, wundheilend, abschwellend, sie entwässern das Gewebe, erhöhen die Fließgeschwindigkeit des Blutes und hemmen Entzündungsstoffe. Blüten, Rinden und junge Blätter wirken UV-schützend.

Die Früchte der Kastanie sollen vor negativen Energien schützen. Unters Bett gelegt, mildern sie Wasseradern und garantieren so einen guten Schlaf. Wer an Rheuma leidet, sollte immer in der Hosentasche welche mit sich tragen, das kann die Schmerzen lindern.

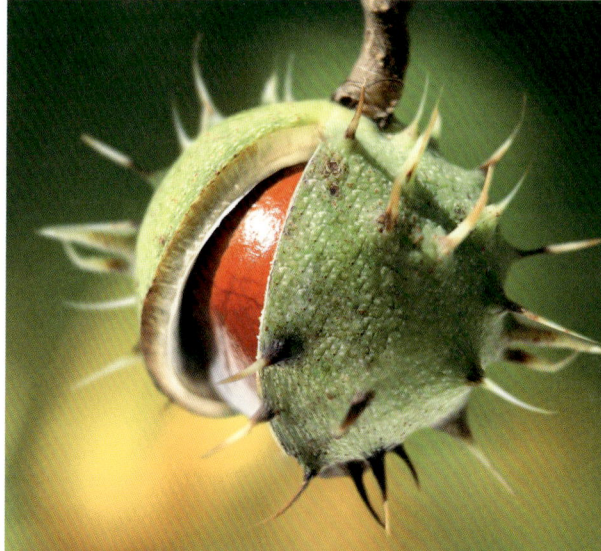

Wie gerne haben wir als Kinder Kastanien gesammelt und daraus lustige Tiere und Figuren gebastelt.

Rosskastanientinktur

Frische Rosskastanien, Korn (38 %)

Die Rosskastanien in kleine Stücke schneiden und zu ⅔ in ein Schraubglas füllen. Das Glas mit Korn auffüllen und gut verschrauben. Den Ansatz für 4 Wochen an einem warmen Ort stehen lassen. Täglich schütteln. Danach die Tinktur abseihen und in Braunglasflaschen füllen.

Tipp: Diese Tinktur ist hilfreich bei Venenentzündungen, Krampfadern, Hämorrhoiden, Hautausschlägen und wirkt lindernd bei Gicht, Rheuma und Ischias.

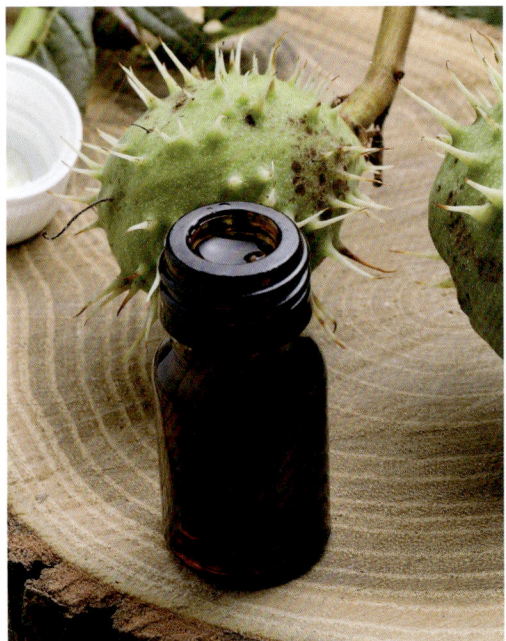

Die kleinen, seifigen Rosskastanien pflegen und schützen unsere Venen und reinigen unseren Körper.

Venenstärkendes Fluid

50 ml Rosskastanientinktur, 50 ml Ringelblumenöl, 12 Tropfen ätherisches Grapefruitöl, 8 Tropfen ätherisches Lavendelöl, 4 Tropfen ätherisches Zypressenöl

1 Das Ringelblumenöl in eine Sprühflasche füllen und die ätherischen Öle hineintropfen. Dieses Mischung gut schütteln und mit der Rosskastanientinktur auffüllen.

2 Das Fluid vor Gebrauch schütteln, damit sich die beiden Phasen (Öl und Alkohol) verbinden. Auf die Venen aufsprühen und in Herzrichtung sanft einstreichen.

Achtung: Bei Venenentzündungen darf nicht fest über die Haut massiert werden.

Leichter Sonnenschutzbalsam

3 junge Kastanienblätter, 100 g Kokosöl, 6 g Bienenwachs, 10 Tropfen Sanddornöl, 10 Tropfen ätherisches Lavendelöl, 3 Tropfen ätherisches Krauseminzöl

1 Kastanienblätter klein schneiden, mit dem Kokosöl im Wasserbad erwärmen und für 30 Minuten ziehen lassen.

2 Kokosöl abseihen und mit dem Bienenwachs erwärmen, bis dieses komplett geschmolzen ist.

3 Das Sanddornöl und die ätherischen Öle einrühren. In Cremetiegel abfüllen, abkühlen lassen und zuschrauben.

Tipp: Der Balsam eignet sich als Tagescreme im Sommer. Er sollte innerhalb von 2–4 Wochen aufgebraucht werden.

Verwöhne die Waldfee in dir

DIE WALDFEE? NOCH NIE DAVON GEHÖRT? FÜR MICH PERSÖNLICH IST
DIESE BESONDERE FIGUR UNSERE INDIVIDUELLE VERBINDUNG ZUR NATUR
UND ZU UNSEREM URSPRUNG.

In der heutigen Zeit hat das Geschichtenerzählen bei uns Erwachsenen einen nicht mehr allzu hohen Stellenwert. Doch für mich steckt viel hinter dieser kleinen Sage: Vielleicht ist das Feenfräulein ja das zarte, liebliche Geschöpf, das in der alten Lärche auf der Almwiese wohnt? Oder gar Hagazussa, die Hexe und Zaunreiterin, die zwischen den Welten pendelt und ein großes Wissen über Heilpflanzen und Bäume in sich trägt? Die Waldfee mag wohl für jede Frau eine andere sein und den Kontakt zu ihr sollten wir regelmäßig pflegen.

Wir Menschen sind heute allzu gerne bereit, uns der Masse anzuschließen, um ja nicht irgendwie »anders« zu wirken und aufzufallen. Wie es aber so ist in Märchen und Sagen, sind Feen, Elfen und Zauberinnen immer wunderschöne Wesen, die viel Macht besitzen und noch mehr Selbstbewusstsein.

Ich habe noch nie davon gehört, dass eine Fee Problemzonen, Spliss im Haar und unreine Haut hat. Sie ist einfach perfekt. Das mag wohl auch daran liegen, dass sie nicht der endlosen Fernsehwerbung ausgesetzt ist, die uns die perfekte Frau vorgaukelt. Bei einer Fee geht es immer nur um ihr ganz individuelles Wesen und um ihre inneren Werte.

Obwohl wir uns den Tagesplan so schön zurechtgelegt haben, wollen alle etwas von uns und wir kommen mit der Arbeit hinten und vorne nicht zurecht. Besonders an solchen Tagen, an denen wieder einmal nichts nach Plan läuft, ist eine kleine Auszeit gefragt. Und je nachdem, welche Vorlieben die eigene Fee so hat, wäre jetzt ein kurzer Spaziergang oder auch ein Wellnessstündchen im Bad angesagt. Wer sich für den Spaziergang entscheidet, setzt sich im Wald für ein paar Minuten zu seinem Lieblingsbaum, um wieder neue Energie zu tanken. Für die Wellnessliebhaberinnen unter uns habe ich hier das passende Rezept:

Waldfee-Bad

*2 EL Haferflocken, 2 EL getrocknete Wildblumen
und -kräuter (z. B. Thymian, Königskerze,
Margerite, Glockenblume, Rotklee, Frauenmantel,
Wiesensalbei, Flockenblume), 2 EL Bio-Milchpulver,
ein Stück Spitze oder Baumwollstoff (20 × 20 cm),
ein Stück Kordel*

1 Die trockenen Zutaten vermischen und in die Mitte des Stoffes legen. Ecken zusammenfassen und mit der Kordel umwickeln.

2 Das Säckchen ins Badewasser hängen und ein entspannendes Bad genießen. Am Ende Säckchen auspressen und die Haut damit massieren.

3 Kurz abduschen, bequeme Kleidung anziehen und sich auf die Couch kuscheln.

Tipp: Die Massage wirkt pflegend und hat einen angenehmen Peelingeffekt. Wer keine Badewanne hat, nimmt die halbe Menge der Zutaten für ein pflegendes Fußbad.

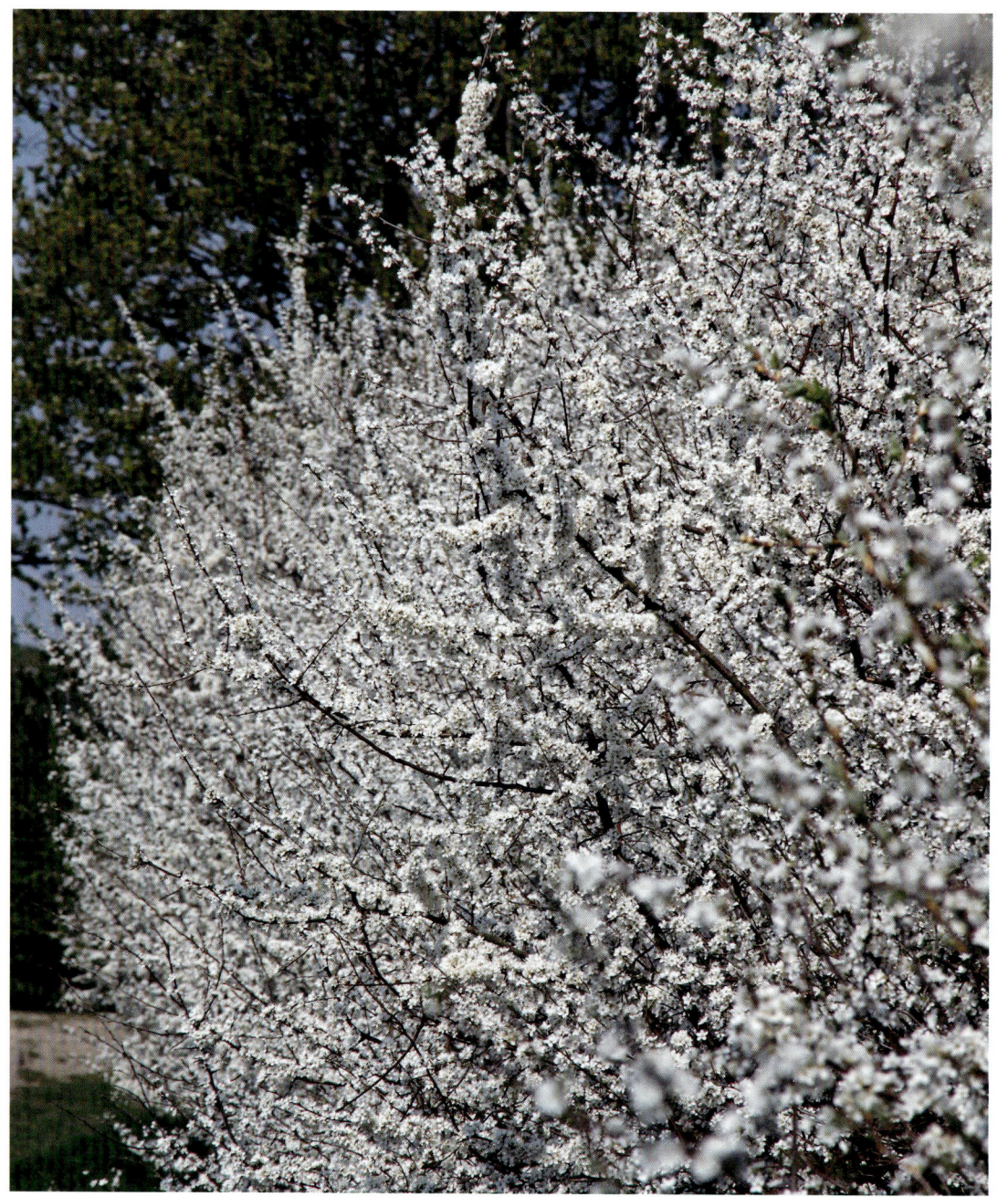

Der Schlehdorn

Baum der Zwerge, Kobolde und Gnome

~

In der Volksheilkunde ist der Schlehdorn *(Prunus spinosa)* als Schwarzdorn, Kratzdorn, Dornschleha, Hagedorn, Heckendorn und Schlehe bekannt. Er kann sechs Meter hoch werden und wächst in Höhenlagen bis zu 1600 Metern. Man findet ihn hauptsächlich am Waldrand und die schwarze Rinde sowie seine Dornen sind sein Markenzeichen.

Durch sein dichtes Dornengestrüpp schützt der Schlehdorn die Nester brütender Vögel sehr gut. Deshalb siedeln hier gerne die verschiedensten Vogelarten. Im April lassen die weißen, an den Rändern oft leicht rötlichen Blüten auf den Frühling hoffen. Die eher sauren und herben dunkelblauen, fast schwarzen Früchte werden nach dem ersten Frost geerntet.

Mythen und Geschichten

Ein altes Sprichwort besagt: *»Je eher im April der Schlehdorn blüht, desto früher der Bauer zur Ernte zieht.«* Früher verließen sich die Menschen vielfach auf die Zeichen der Natur, wenn es um die Bestimmung des richtigen Ernte- oder Aussaatzeitpunkts ging. Sie achteten auf die Natur, das Wetter und den Mond, um eine möglichst lange Lagerung des Erntegutes und eine hohe Qualität zu gewährleisten. Damals hat man sich noch »auf die Alten« und auf den eigenen Instinkt verlassen.

Als Schutzstrauch vor Blitz und Donner sowie vor Krankheit war der Schlehdorn ein beliebter Hausbaum. Auch für zauberabwehrende Räucherungen wurde er gemeinsam mit Wacholder verwendet. Man sagte ihm nach, dass in seinem Holz Zwerge, Kobolde und Gnome hausen würden. Die Zauberstäbe der Hexen wurden aus ihm gefertigt und auch als Spazierstock war der Schlehdorn früher sehr beliebt, da er zur Abwehr von unsichtbaren Geistern beitragen sollte.

Ausgrabungen bestätigten, dass die Schlehe schon in der Jungsteinzeit auf dem Speiseplan der Menschen stand. Für die Kelten galt die Schlehe als Baum des Kampfes. Sie fertigten Waffen aus ihr. Das Christentum wiederum warf der Schlehe vor, dass sie sich zur Dornenkrone Jesus winden ließ. Doch niemand hatte die arme Schlehe gefragt, ob sie dafür zur Verfügung stünde. Jesus beruhigte sie, sie sollte sich keine Vorwürfe machen, denn sie konnte nichts dafür, dass gerade sie ausgewählt wurde. Und seitdem, so munkelt man, haben die Schlehenblüten am Rand oft einen zarten roten Abschluss, der an die Leiden Jesus erinnert.

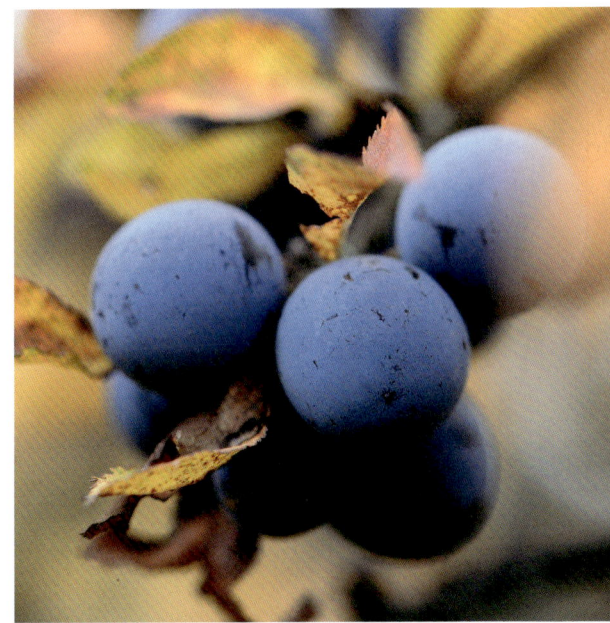

Schlehenfrüchte werden nach dem ersten Frost gesammelt oder vor Gebrauch ein paar Tage tiefgekühlt.

Heilkräftige Anwendungen und Rezepte

In der Volksmedizin wurde früher empfohlen, die ersten drei Blüten der Schlehe im Frühling zu essen, um sich das ganze Jahr vor Fieber zu schützen. Die Schlehenblüten haben eine zusammenziehende, mild abführende, wassertreibende, blutreinigende Wirkung. In der Naturkosmetik sind sie als Zutat sehr beliebt, sie unterstützen die natürlichen Hautfunktionen. Die Früchte sind stoffwechselanregend, zusammenziehend, blutreinigend und allgemein stärkend.

Umhüllendes Schlehenkörperöl

3 EL Schlehenblüten, 90 ml Mandelöl, 10 ml Wildrosenöl, 10 Tropfen ätherisches Rosengeranienöl

Die Schlehenblüten in ein Schraubglas geben und mit Mandelöl übergießen. Das Glas verschlossen an einem hellen Ort für 4 Wochen stehen lassen. Täglich schütteln. Schlehenblüten abseihen. Mandel-Schlehen-Öl mit Wildrosen- und Rosengeranienöl mischen. Gut schütteln.

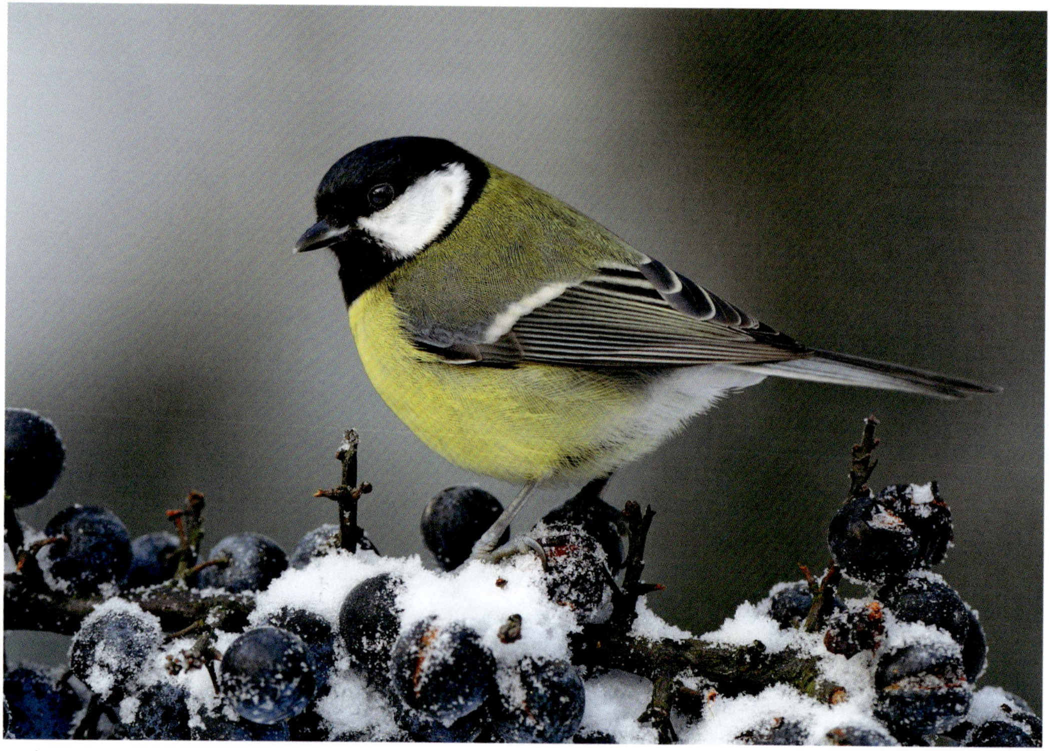

Während wir ungekochte Schlehenfrüchte wegen ihres sehr herben Geschmacks nicht mögen, sind sie ein wahres Festmahl für Vögel. Da kommt es dann wirklich darauf an, wer bei der Ernte schneller ist und diese früher entdeckt.

Tipp: Dieses reizlindernde und zusammenziehende Körperöl ist sehr gut für trockene und empfindliche Haut geeignet und kann zur Pflege nach dem Baden oder Duschen auf die noch feuchte Haut aufgetragen werden.

Schlehenlikör

300 g Schlehen, 330 ml Apfelsaft, 700 ml Rotwein, etwas Kardamom, Gewürznelken und Vanilleschote, 500 ml Korn (38 %), ca. 100–150 g Rohrzucker

1 Die Gewürze in ein Teesieb geben und zusammen mit den Schlehen, dem Apfelsaft und dem Rotwein aufkochen.

2 Ansatz für 3 Tage stehen lassen. Gewürze nach 1 Tag entfernen. Danach die Schlehen abseihen und mit Korn und Zucker vermischen. In Flaschen füllen und 4–6 Wochen nachreifen lassen.

Schlehen-Birnen-Marmelade

400 g Schlehen, 600 g Birnen, 500 g Gelierzucker (2:1), 1 kleine Zimtstange

1 Schlehen und geschälte, klein geschnittene Birnen in einen großen Topf geben. Mit Gelierzucker vermischen. Zimtstange dazugeben. Fruchtmischung zugedeckt über Nacht Saft ziehen lassen.

2 Früchte erwärmen und 5 Minuten sprudelnd kochen. Zimtstange entfernen. Obstmasse durch ein feines Sieb streichen. Noch einmal kurz aufkochen, in Gläser abfüllen und diese noch heiß verschließen.

Tipp: Diese Marmelade schmeckt und steigert gleichzeitig unser Immunsystem.

Schlehenblütentee

1 EL Schlehenblüten

Schlehenblüten mit 250 ml kochendem Wasser übergießen. 10 Minuten ziehen lassen.

Tipp: Dieser mild abführende Tee ist auch für Kinder geeignet.

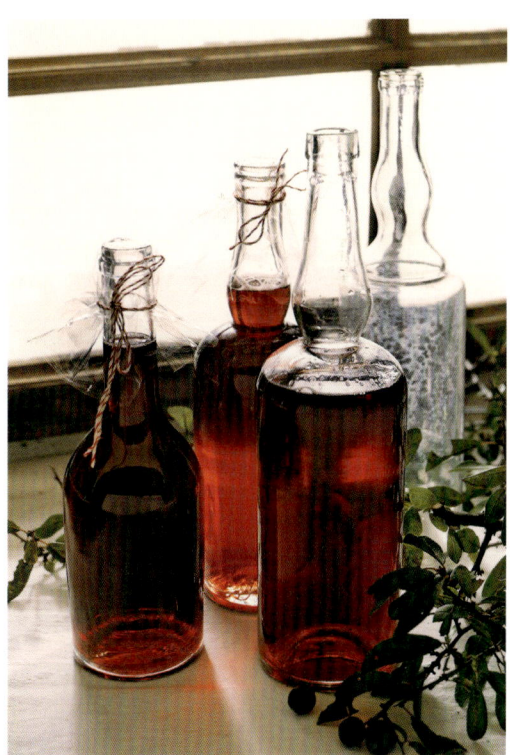

Etwas Schlehensaft gibt Punsch und Glühwein ein besonderes Aroma und schmeckt gut zu Vanillepudding.

Die Tanne

Baum der Erneuerung

Unser beliebter heimischer Weihnachtsbaum trägt sein Nadelkleid sieben bis elf Jahre. Im Gegensatz zur Fichte stehen Tannenzapfen aufrecht am Zweig und während im Herbst unter Fichtenbäumen lauter Zapfen liegen, finden sich unter Tannen nur einzelne Schüppchen. Bei der Tanne *(Abies alba)* ist das Harz ausschließlich in der Rinde enthalten, daher ist sie als Bau- und Konstruktionsholz sehr beliebt. Auch als Resonanzholz für Orgelpfeifen findet sie Verwendung.

Mythen und Geschichten

Das Holz der Tanne wurde in alter Zeit gerne in die gute Stube geholt. Es hatte eine starke magische Kraft. Überlieferungen zufolge bannt es böse Geister. Als Sinnbild für Stärke ist der wie Balsam duftende Baum wohl schon immer gerne angesehen worden.

Die Tanne ist ein Sonnenbaum, sie hilft uns bei körperlicher und geistiger Erneuerung, gibt uns Kraft, Stärke, neue Energie und steht für Lebenswillen, Treue, Liebe und Fruchtbarkeit, aber auch für Unsterblichkeit und Wiedergeburt. Kein Wunder also, dass sie als Weihnachtsbaum den Einzug in unsere Herzen und Wohnzimmer geschafft hat. Gerade in der Weihnachtszeit und in den Raunächten wäre es angebracht, das alte Jahr Revue passieren zu lassen und sich auf das neue Jahr und seine Wünsche und Ziele einzustimmen. Dazu ist es auch notwendig, wieder neue Kraft zu schöpfen.

Heutzutage haben wir leider oft nicht mehr die nötige Zeit dazu. Weihnachtsbesuche, Feiern, Skiurlaube oder eine Reise in den Süden, so vieles möchten wir oft in diese paar Tage hineinpacken, da bleibt für »Besinnung« einfach kein Platz mehr. Aber vielleicht sollten wir abends einfach mal ein paar Minuten beim Tannenbaum sitzen und uns auf uns und unsere Lieben konzentrieren und den Weihnachtsstress für kurze Zeit außen vor lassen.

Heilkräftige Anwendungen und Rezepte

Die Wirkung der Tanne ist vielfältig. Sie hilft bei Erkältungs- und Lungenkrankheiten, stärkt bei Rekonvaleszenz, aber auch bei seelischen Tiefs, unterstützt unser Nervenkostüm, heilt Wunden und ist ein gutes Mittel bei verschiedenen Entzündungen. Bei Blasenentzündung hat sich ein Sitzbad mit Tannennadeln bewährt.

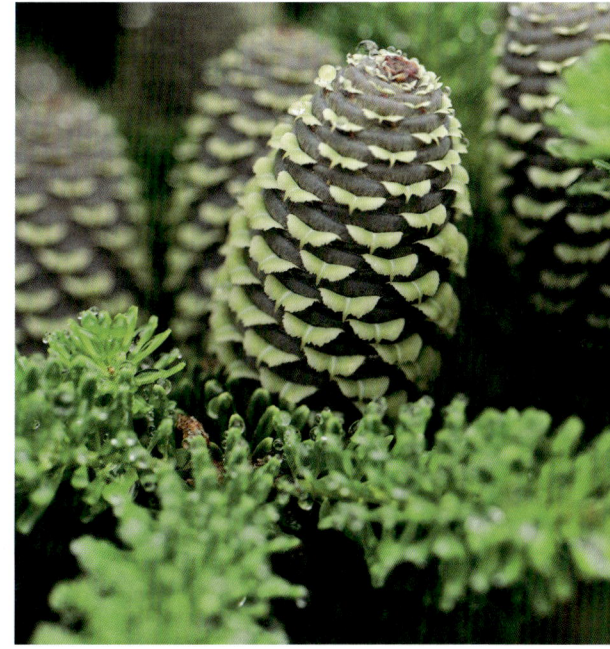

Tannen sind bei uns in den Wäldern nur vereinzelt zu finden, meist in Gesellschaft von Fichten.

Das aus dem Tannenharz gewonnene »Elsässer Terpentin« erfreute sich großer Beliebtheit und wurde für viele Erkrankungen verwendet. Auch Pfarrer Kneipp schätzte die Kraft der Tanne. Ein Tee aus grünen Tannenzapfen stärkt die Stimmbänder und hält sie geschmeidig. Dieser ist also für Sänger, Schauspieler, Lehrer und auch für Geistliche von Vorteil, um eine kräftige Stimme zu erhalten.

In der Volksheilkunde hat man einen Korb voll frischer Tannennadeln über Nacht ins Zimmer gestellt, um die Raumluft zu verbessern und das Atmen bei Erkältungen und Asthma zu erleichtern. Heute könnte man stattdessen einen Tropfen ätherisches Tannennadelöl auf ein Papiertaschentuch geben und dieses neben das Kopfkissen legen.

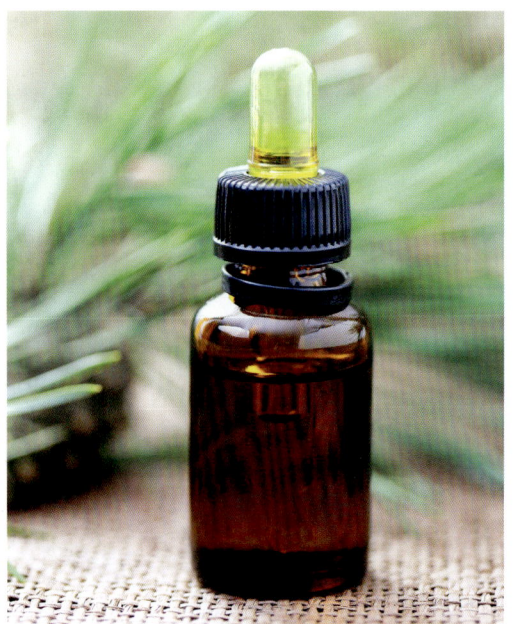

Der Duft nach Tannennadeln und -harz hilft uns nach längerer Krankheit wieder zu Kräften zu kommen.

Belebendes Tannenbad

2 l frische Tannenzweige, Wasser

Die Tannenzweige grob hacken, in einen großen Topf füllen und mit Wasser bedecken. Den Topf abgedeckt für ca. 20 Minuten auf kleiner Flamme köcheln lassen. Die Zweige abseihen und den Sud in das Badewasser geben.

Tipp: Das Tannenbad ist hilfreich bei Müdigkeit, Rekonvaleszenz, in Grippe- und Erkältungszeiten oder einfach nach einer abendlichen Schlittenfahrt zum Aufwärmen.

Tannenelixier

1 Handvoll junge Tannenspitzen, 1 Zweig Rosmarin, 1 Zweig Zitronenthymian, 1 l Weißwein

Tannenzweige, Rosmarin und Zitronenthymian klein hacken und in ein großes Schraubglas füllen. Die Pflanzenteile mit Weißwein übergießen. Glas gut verschrauben und an einen warmen Ort stellen. Täglich schütteln. Nach 7 Tagen Wein abseihen und in einer dunklen Flasche aufbewahren. Zur Stärkung davon täglich 1 Likörglas zu sich nehmen.

Lebenskraft-Roll-on

5 ml Mandelöl, 5 Tropfen Balsamtannenöl, 5 Tropfen Blutorangenöl, 5 ml Angelikawurzeltinktur

Das Mandelöl in eine leere Roll-on-Flasche füllen und die ätherischen Öle hineintropfen. Gut schütteln. Die Angelikawurzeltinktur dazugeben und die Flasche verschließen. Die Mischung vor Gebrauch gut schütteln und auf die Pulspunkte am Handgelenk aufbringen.

Waldige Düfte für Zuhause

JETZT HOLEN WIR UNS DEN WALD NACH HAUSE UND ERLEBEN AUCH DORT
DIE BEFREIENDE UND ENTSPANNENDE WIRKUNG DER EINZELNEN BÄUME.
DABEI KÖNNEN WIR UNSERE SEELE BAUMELN LASSEN.

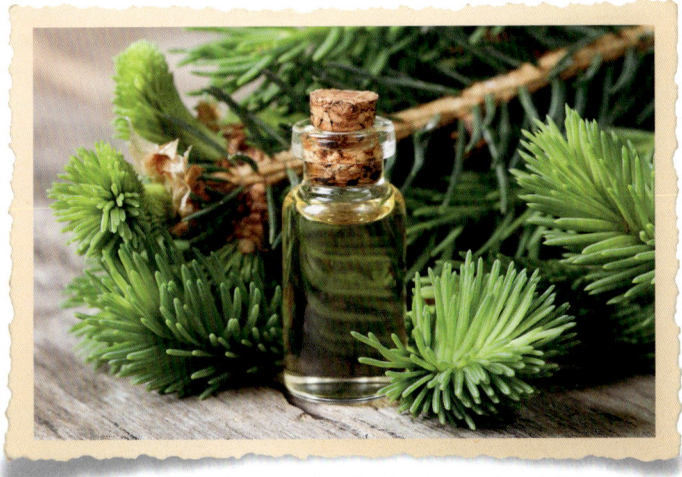

*Wer nicht nahe am Waldrand wohnt, kann sich mithilfe
ätherischer Öle die gesunde Wirkung der Bäume ins Zimmer holen.*

Immer und überall in unserem Leben werden wir mit Düften konfrontiert. Sie berühren uns auf der körperlichen und der seelischen Ebene. Manche nehmen wir gar nicht mehr bewusst wahr. Einige lieben wir, andere wiederum können wir gar nicht riechen. Diese Ablehnung ist sehr oft mit Erlebnissen aus unserem bisherigen Leben – meist aus der Kindheit – verknüpft und kann mit besonderen Lebenssituationen zusammenhängen. Düfte, die wir während Zeiten der Freude oder Trauer wahrgenommen haben, bleiben häufig mit dieser bestimmten Situation verbunden. Sobald wir den Duft im Alltag wieder wahrnehmen, werden wir an Vergangenes erinnert. Daher ist es in der Aromatherapie sehr wichtig, nur Düfte zu verwenden, die wir gerne riechen.

Ätherische Öle werden über die Schleimhaut der Nase bzw. über die Haut aufgenommen und chemische Analysen beweisen, dass diese schon nach kurzer Zeit im Blutkreislauf nachgewiesen werden können. Daher empfehle ich ausschließlich die Verwendung von hundertprozentig reinen ätherischen Ölen. Synthetische Duftstoffe oder Parfümöle können bei häufigem Gebrauch unsere Schleimhäute austrocknen und schädigen sowie zu Hautreizungen führen.

Heilkräftige Anwendungen und Rezepte

Von unseren heimischen Bäumen sind uns die ätherischen Öle von Wacholder, Tanne, Fichte, Föhre, Latschenkiefer, Zirbe und Lärche wohl am geläufigsten. Sie wirken entzündungshemmend, schleimlösend, reinigend, entkrampfend, durchblutungsfördernd, konzentrationsfördernd, luftreinigend, bakterienhemmend und vieles mehr. Diese Wirkungen können wir mit einfachen Mitteln erreichen.

Entspannung

*3 Tropfen Fichtennadelöl, 3 Tropfen Bergamotteöl,
3 Tropfen Orangenöl*

Fichtennadelöl, Bergamotteöl und Orangenöl in die Wasserschale der Duftlampe oder auf einen elektrischen Duftstein tropfen.

Tipp: Ein entspannender Duft nach einem anstrengenden Arbeitstag. Wer keine Duftlampe zu Hause hat, stellt eine kleine Schlüssel gefüllt mit Wasser und den ätherischen Ölen auf einen Heizkörper.

Durchatmen

3 Tropfen Balsamtannenöl, 3 Tropfen Zitronenöl

Balsamtannenöl und Zitronenöl in die Wasserschale der Duftlampe oder auf einen elektrischen Duftstein geben.

Tipp: Dieser Duft verbessert die Raumluft und befreit von üblen Gerüchen und Krankheitserregern.

Frischer Wald

*5 Tropfen Wacholderöl, 8 Tropfen Zirbenöl,
8 Tropfen Zitronenöl, 7 Tropfen Zitronenmyrtenöl,
5 ml Weingeist (96 %), 45 ml destilliertes Wasser,
1 Sprühflasche 50 ml*

Weingeist und ätherische Öle in die Flasche geben und gut schütteln. Mit destilliertem Wasser aufgießen. Vor Gebrauch schütteln.

Tipp: Dieser Duft lässt bei einer Erkältung besser durchatmen, fördert die Konzentrationsfähigkeit und kann desinfizierend als Raumspray oder zur Beduftung im Auto eingesetzt werden.

Waldzauber-Potpourri

*Kleine Zapfen, Samenstände, Beeren,
dekorative Zweige, Kastanien, Nüsse, kleine Wurzeln,
getrocknete Blüten, Moose, 10–15 Astscheiben
(Durchmesser 10–20 mm), dekorative Schale,
10 Tropfen ätherisches Öl nach Wunsch*

1 Schale mit Moos und den anderen Fundstücken aus dem Wald dekorativ füllen. Astscheiben in ein kleines Schraubglas füllen.

2 Ätherisches Öl dazugeben und Glas gut verschließen. Scheiben am nächsten Tag entnehmen und in die Schale legen.

Tipp: Wenn mit der Zeit der Duft nachlässt, kann man diese wieder neu beduften.

Beduftete Filzanhänger

Eine schöne Möglichkeit der Raumbeduftung bieten auch kleine Filzanhänger, auf die 1 bis 2 Tropfen ätherisches Öl gegeben werden. Die Anhänger kann man in vielen verschiedenen Formen kaufen oder relativ einfach selbst herstellen. Sie können entweder aus Filzwolle gefilzt oder aus Filzplatten ausgeschnitten und mit Perlen verziert werden. Wäre das nicht eine schöne Bastelidee für einen kalten, verregneten Novemberabend, vielleicht gemeinsam mit Kindern?

Selbstbeduftete Filzanhänger eignen sich wunderbar als Geschenkanhänger für Weihnachtspäckchen oder als Christbaumschmuck, ebenso als konzentrationsfördernder Duft in der Schultasche, als guter Duft im Kleider- oder Schuhschrank oder als Alternative zum Duftbaum im Auto.

Der zarte Duft der Pflanzenwasser

Zur Beduftung lassen sich auch Pflanzenwasser verwenden. Diese entstehen bei der Gewinnung ätherischer Öle als Nebenprodukt. Das bekannteste davon ist sicher das Rosenwasser. Auch von den Nadelhölzern sind viele Pflanzenwasser erhältlich.

Pflanzenwasser sind wesentlich sanfter im Duft als ätherische Öle und fördern einen ruhigen und gesunden Schlaf. Zwei bis drei Sprühstöße davon werden auf das Kopfkissen gesprüht.

Durch ihre konzentrationsfördernde und antibakterielle Wirkung sind sie ein besonders guter Begleiter am Arbeitsplatz, im Urlaub aber auch bei Erkältungskrankheiten. Als Raumspray verwendet, entfalten besonders die Pflanzenwässer der Nadelbäume eine Wohlfühlatmosphäre. Man kann selbst eine einfachere Form des Pflanzenwassers herstellen, wie im folgenden Rezept beschrieben.

Gute-Nacht-Kissenspray

1 Tropfen ätherisches Nadelöl, etwas Küchenrolle, italienische Espressokanne

1 In den unteren Teil der Kanne Wasser füllen. 1 Tropfen Nadelöl auf ein Stück Küchenrolle geben und in das Sieb für den Kaffee legen.

2 Zusammengeschraubte Kanne auf den Herd stellen und erhitzen. Der aufsteigende Wasserdampf nimmt den Duft des ätherischen Öls mit.

3 Das heiße Wasser aus dem oberen Kannenteil in eine dunkle Flasche mit Sprühaufsatz füllen. Sofort verschließen, damit sich die ätherischen Öle nicht verflüchtigen.

Tipp: Auch diese Wässer können als Kissenspray oder Raumspray verwendet werden.

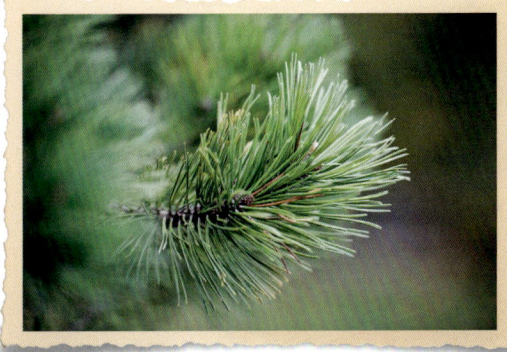

Die immergrünen Nadelbäume erfreuen unser Herz im Winter mit Farbe und Duft und lassen uns auf das kommende Frühjahr hoffen.

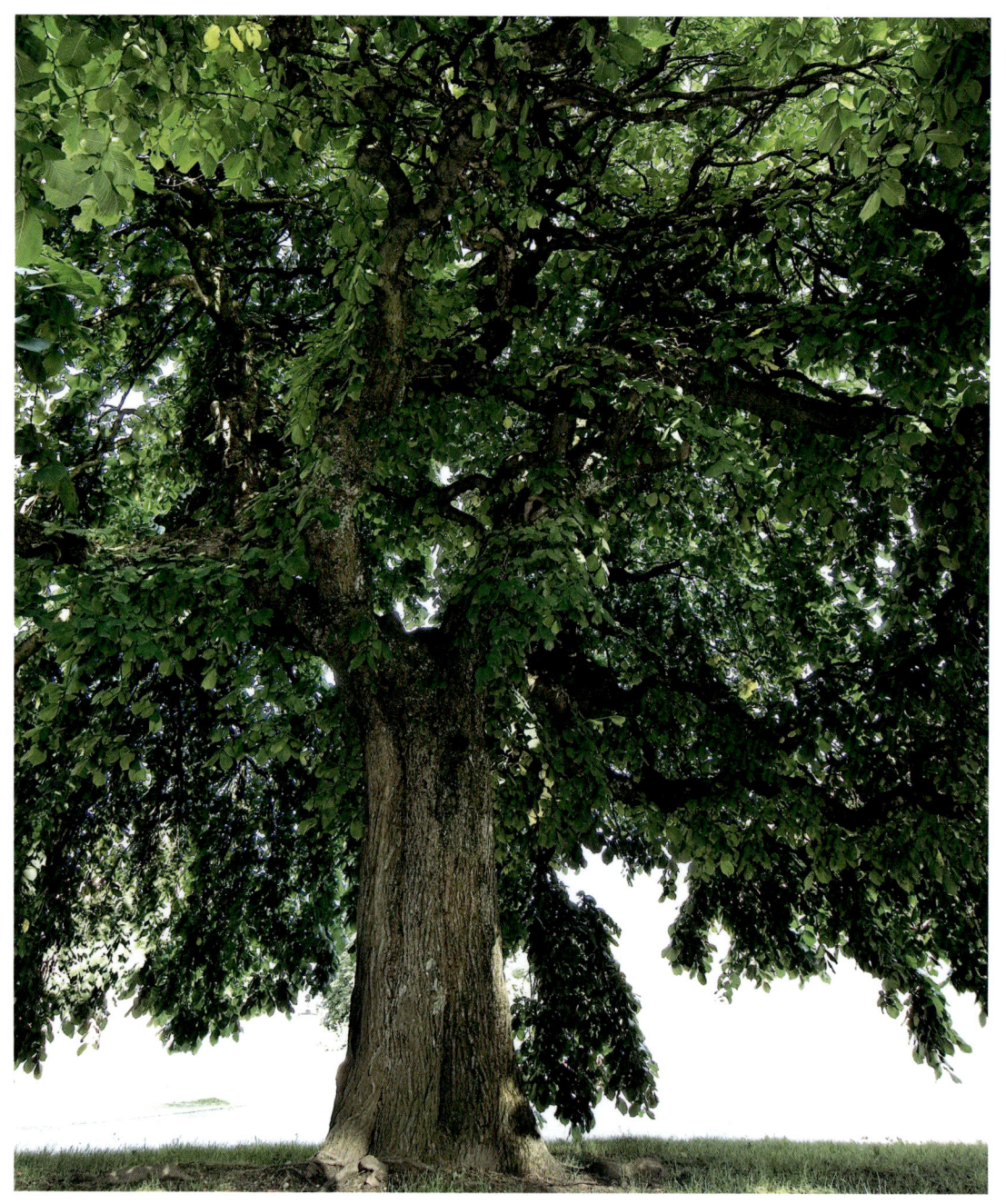

Die Ulme

Mittler zwischen den Welten

Bis zu 30 Meter hoch kann die Ulme (*Ulmus*) werden, die auch unter den Namen Rüster, Ilme und Effe bekannt ist. Ihre im Wind raschelnden Blätter fühlen sich etwas rau an. Sie entwickelt flache, geflügelte Nussfrüchte, die weit vom Wind getragen werden können.

Das Holz der Ulme wird für Parkett, Furniere und als Möbelholz genutzt, früher wurden auch Bögen, Felgen und Räder daraus gefertigt. Aus dem Bast der Rinde gewinnt man Bindematerial für Gärtner.

Mythen und Geschichten

Im antiken Griechenland war die Ulme ein Symbol des Todes und der Trauer. Sie war dem Götterboten Hermes geweiht. Ihre geflügelten Samen sollen die Verstorbenen bis in die Unterwelt begleitet haben. Als Herkules den Nymphen ihre Äpfel stahl, verwandelten sich diese in Bäume – in eine Weide, eine Pappel und eine Ulme.

Die Römer brachten die Ulme mit Merkur, dem Gott des Handels, in Verbindung. Sie war daher der Baum der Kaufleute. Die Germanen betrachteten die Ulme als Baum der Wiedergeburt.

Heilkräftige Anwendungen und Rezepte

Die Bestandteile der Ulme wirken zusammenziehend, schleimlösend, entzündungshemmend, helfen bei Wunden und Hautentzündungen sowie bei Rheuma und Gicht und beruhigen die Magenschleimhaut. Der Tee ist schweißtreibend und regt Blase und Niere an.

Ulmenöl – für schlecht heilende Wunden

Ulmenblätter und -zweige, Olivenöl, Leinöl

1 Ulmenblätter klein schneiden und in ein Schraubglas füllen. Von den Zweigen die Rinde ablösen, klein schneiden und in das Schraubglas geben. Mit Olivenöl aufgießen, bis alle Pflanzenteile gut bedeckt sind.

2 Das Glas an einem warmen Ort für 4 Wochen stehen lassen. Täglich schütteln. Danach das Ulmenöl abseihen und im Verhältnis 9:1 mit Leinöl mischen.

Tipp: Bei schlecht heilenden Wunden auf die betroffenen Hautstellen zweimal täglich auftragen.

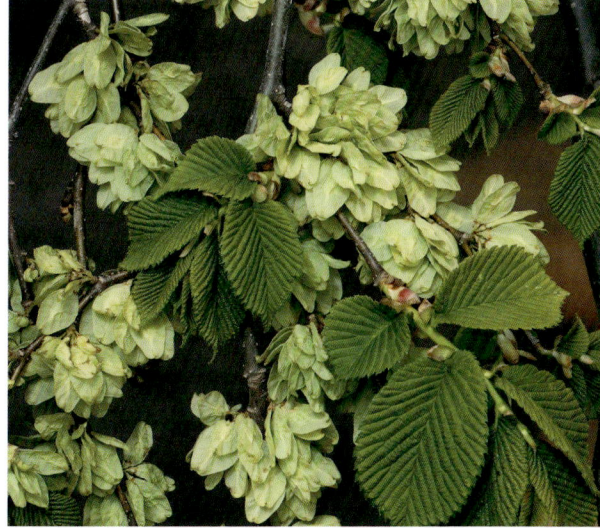

Erst in den letzten Jahren ist mir die Schönheit der Ulmenblüten bewusst geworden. Lange ging ich einfach daran vorbei.

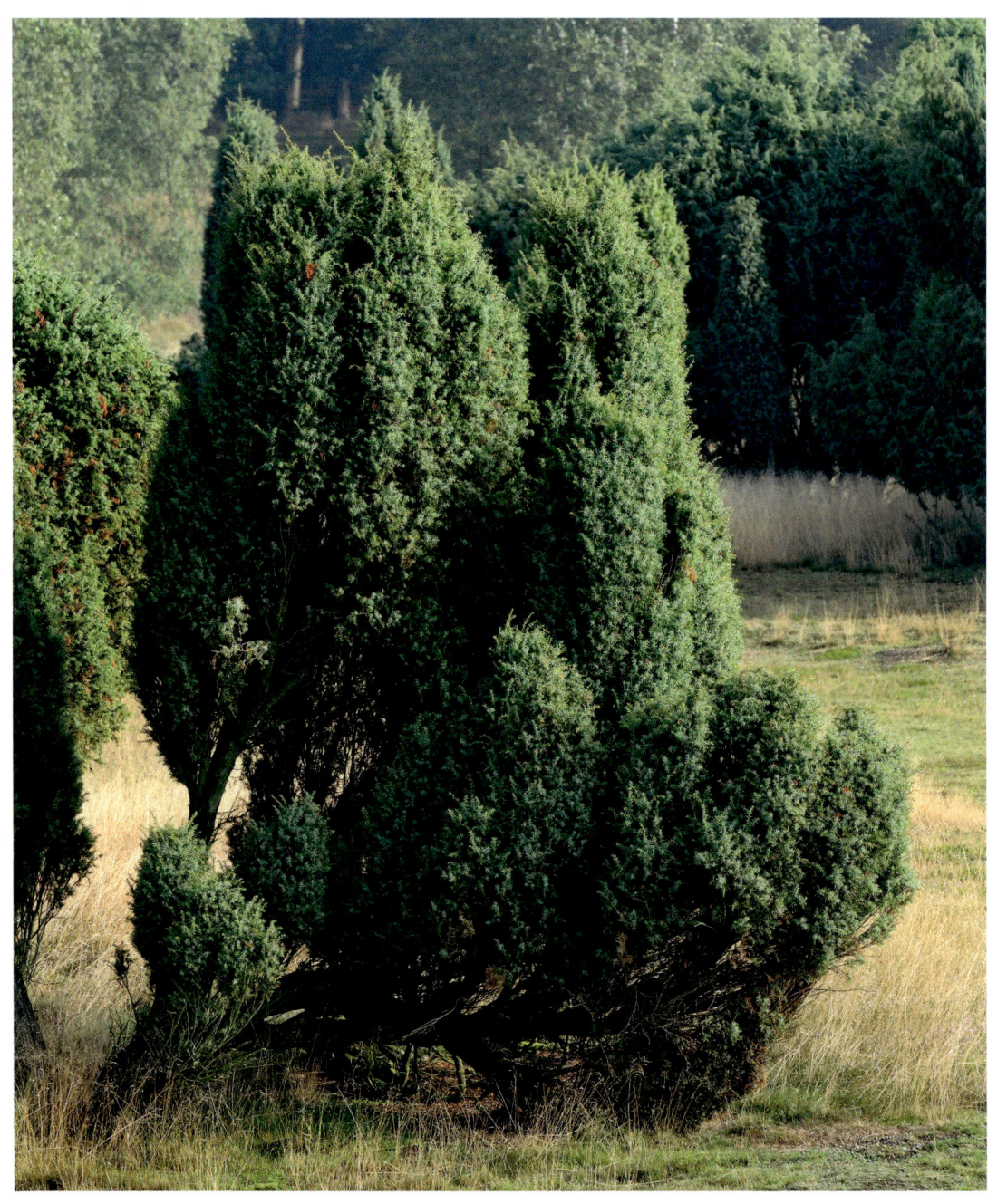

Der Wacholder

Zauberholz und Totenbaum

Der Wacholder (*Juniperus communis*) ist ein Zypressen-gewächs. Im Volksmund kennt man ihn auch unter den Namen Quickholder, Feuerbaum, Kranewitt, Räucherstrauch und Rachholder. Er wächst als immergrüner Strauch oder Baum, hat nadel- oder schuppenförmige Blätter und bildet beerenförmige Zapfen aus, die Wacholderbeeren. Die verschiedensten Zuchtformen des Wacholders findet man heute oft in Gärten, Parks oder auf Friedhöfen.

Mythen und Geschichten

»Esst Kranewitt und Bibernell, dann sterbt ihr nicht so schnell!« ist ein altüberlieferter Spruch zur Heilwirkung des Wacholders. Im Mittelalter galt er als Schutzmittel gegen die Pest. Er ist der europäische Totenbaum und man sagte ihm nach, Zufluchtsort verstorbener Seelen zu sein und sterbende Menschen ins Leben zurückholen zu können. Wie die Eibe gehört der Wacholder zu den dunkelsten Totenbäumen. Beim Übergang vom Leben zum Tod wurde sein Holz als magisches Zauberholz verräuchert.

Heilkräftige Anwendungen und Rezepte

Zum Räuchern von Speck verwenden wir den Wacholder bei uns im Alpenraum heute noch gerne. Wegen seiner stark desinfizierenden Wirkung wurde er früher zum Konservieren vieler Speisen eingesetzt.

Wacholder wirkt wassertreibend, entzündungshemmend, entgiftend, verdauungsfördernd, stärkend, seelisch und körperlich reinigend und regt den Stoffwechsel an. Er leitet Giftstoffe aus und ist bei chronischen Hautkrankheiten hilfreich.

Durchblutungsfördernde Einreibung

40 g Wacholderbeeren, 20 g Rosmarinnadeln, 200 ml Korn (38 %), 20 Tropfen ätherisches Lavendelöl

1 Wacholderbeeren grob mörsern und mit den Rosmarinnadeln und dem Korn in ein Schraubglas füllen.

2 Das Glas verschließen und an einem warmen Ort 14 Tage lang ziehen lassen. Täglich schütteln.

3 Die Einreibung abseihen, das Lavendelöl hineintropfen und in eine dunkle Flasche füllen. Gut schütteln.

Tipp: Bei Bedarf die betroffenen Körperteile damit einreiben. Um ein Austrocknen der Haut zu verhindern, die Körperstellen danach mit einem Ringelblumenöl eincremen.

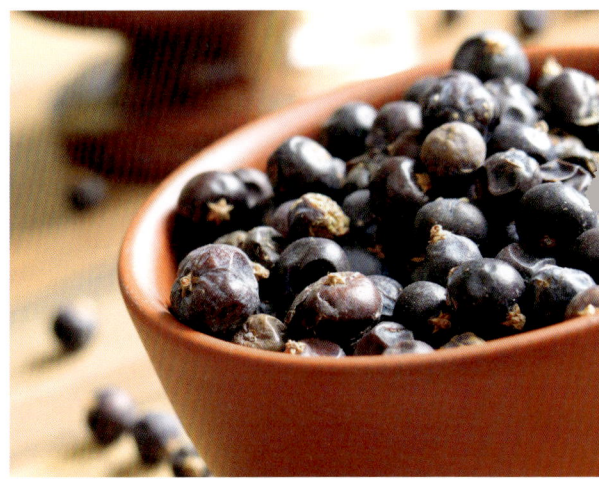

Wacholderbeeren kennen wir aus der Küche. Ihre stärkende und reinigende Wirkung ist schon sehr lange bekannt.

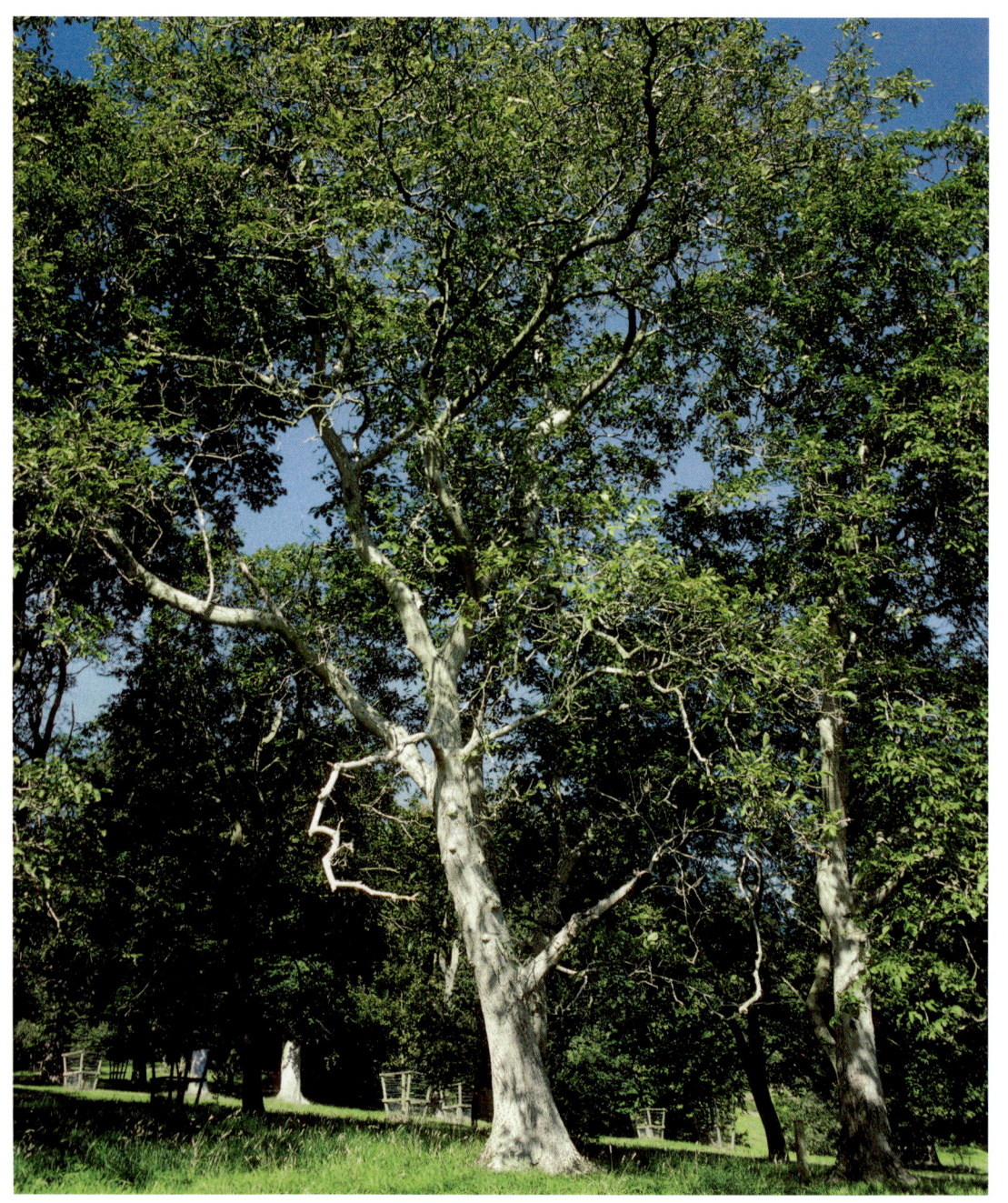

Die Walnuss

Baum der Abwehr und des Schutzes

Die Walnuss (*Juglans regia*) braucht ihren Platz. Sie bevorzugt tiefgründige und nährstoffreiche Böden und es ist nicht selten, dass sie ihren Konkurrenten die Nährstoffe raubt, sodass diese sogar absterben können. Im Schatten eines Walnussbaumes wächst selbst Gras nur sehr spärlich.

Aus Persien und Griechenland kam die Walnuss nach Mittel- und Nordeuropa. Erst in kultivierter Form in Parkanlagen und Gärten gezüchtet, hat sie sich nach und nach verbreitet und ist nun in vielen heimischen Wäldern zu finden. Als Sonnenkind der südlichen Länder sind ihre Blüten sehr frostempfindlich. Fällt die Blüte mit frostigen Nächten zusammen, ist auch keine große Nussernte im Jahr zu erwarten.

Mythen und Geschichten

Schon bei den Griechen und Römern galt die Walnuss als Kultpflanze. Sie wurde »Speise der Götter« genannt und diente als Fruchtbarkeitssymbol. Bei Hochzeiten wurden die Nüsse den Brautleuten in den Weg geworfen, damit die Ehe mit möglichst vielen Kindern gesegnet sein sollte. In manchen Gegenden wurde bei der Geburt von Knaben ein Nussbaum gepflanzt und in dessen Wurzelgrube die Plazenta eingegraben. So gut der Baum gedieh, so gut und gesund wuchsen auch die Kinder.

Die Menschen glaubten früher, dass der Nussbaum zur Abwehr von bösen Geistern und Hexen beiträgt und holten ihn deshalb gerne in die Nähe ihrer Siedlungen und Häuser. Da der Nussbaum eine starke und eindrucksvolle Gestalt hat, wurde er auch zum rituellen »Abstreifen« von Krankheiten benutzt. Ein alter Irrglaube besagte: »Wer ein Nickerchen

unter einem Walnussbaum halte, laufe Gefahr niemals wieder zu erwachen.« Dabei gibt es gerade im Sommer keinen besseren Ort, um sich vor Stechmücken zu schützen, da das narkotische Aroma der sonnenbeschienenen Blätter diese sehr wirkungsvoll vertreibt.

Weiterhin gab es die Überzeugung, dass Walnusszweige – wie auch Haselnusszweige – vor Gewitter schützen, weswegen Wanderer gerne ein Ästchen am Hut befestigten.

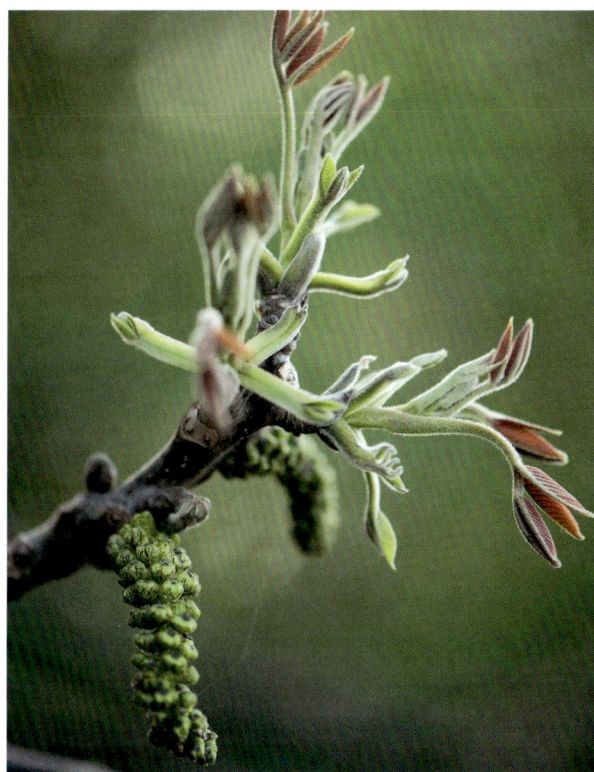

Die Blüten der Walnuss sind sehr wärmeliebend und reagieren empfindlich auf Spätfrost und Kälte.

Heilkräftige Anwendungen und Rezepte

Den Früchten des Walnussbaumes wurde schon in früherer Zeit eine gedächtnisstärkende Wirkung nachgesagt, da Walnüsse nach der Signaturenlehre den menschlichen Gehirnhälften ähnlich sind.

Die Knospen, Blätter und Blüten der Walnuss wirken zusammenziehend, blutreinigend, abschwellend, nervenberuhigend, stoffwechselanregend, magenberuhigend, entzündungswidrig, wundheilend, insektenabweisend und entzündungshemmend. Die Knospen und Blätter ergeben einen hervorragenden Blutreinigungs- und Entschlackungstee. Ein Absud der Blätter wird zudem äußerlich bei Hauterkrankungen sowie bei Lymphschwellungen und Venenschwäche angewandt. Bei übermäßigem Schwitzen können die Blätter für ein Deo oder ein Fußbad verwendet werden.

Getrocknete Walnussblätter sind gemischt mit Rosenblüten, Lavendel, Honigklee, Labkraut und Hopfen eine ideale Füllung für wohltuende Traumkissen. Walnussblätter wurden früher auch im Stall als Streu verwendet, um gegen den Befall von Milben, Flöhen, Läusen, Wanzen und Pilzen vorzubeugen. Ein Pulver aus getrockneten Blättern diente zur Hufpflege.

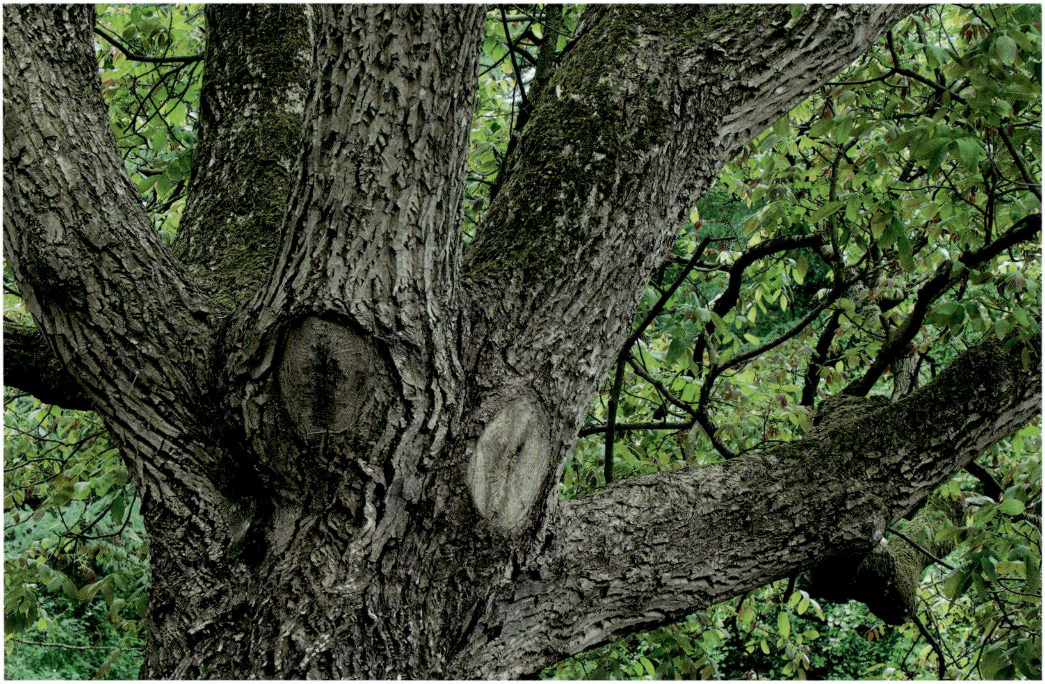

Was mag dieser alte Walnussbaum wohl schon alles erlebt haben? Menschen haben sich unter seinem schattenspendenden Dach unterhalten und Kinder gespielt. Und der Baum hütet nun ihre Erlebnisse, Geheimnisse und Nöte.

Verdauungsfördernder Nussschnaps

21 grüne Nüsse (zur Sonnenwende gepflückt), 1 kleine Zimtstange, 3 Nelken, 1 l Korn (38 %), 500 ml Wasser, abgeriebene Schale einer Bio-Orange, 200 g Honig

1 Nüsse klein schneiden und in ein großes Schraubglas füllen. Zimtstange und Nelken in ein kleines Baumwollsäckchen geben und in das Glas legen.

2 Ansatz mit Korn übergießen, Orangenschale dazugeben. Glas verschließen und schütteln. An einem warmen Ort für ca. 8 Wochen reifen lassen. Säckchen nach ca. 4 Wochen aus dem Glas nehmen.

3 Wasser etwas erwärmen, Honig darin auflösen und die Mischung abkühlen lassen. Nussschnaps abseihen und gut mit dem Honigwasser vermischen. In schöne Flaschen abfüllen. Eine zusätzliche Reifung von 2 Monaten verbessert den Geschmack.

Insektenabwehrendes Körperspray

4–6 frische Nussblätter, 100 ml Wasser, 1 TL Wodka, 4 Tropfen ätherisches Lavendelöl, 6 Tropfen ätherisches Zitronenöl, 2 Tropfen ätherisches Nelkenknospenöl

Die Nussblätter klein schneiden und mit dem Wasser aufkochen. Den Sud abkühlen lassen und abseihen. Den Wodka in eine Sprühflasche geben und die ätherischen Öle hineintropfen. Mit Tee auffüllen, verschrauben und gut schütteln.

Achtung: Für Kinder unter 6 Jahren und sehr empfindliche Personen sollte das Nelkenknospenöl gegen mildes Eukalyptusöl ausgetauscht werden.

Reinigende Räucherung

*1 Teil getrocknetes Walnusslaub,
1 Teil getrockneter Rainfarn,
1 Teil getrockneter Waldmeister,
1 Teil getrockneter Lavendel, 1 Teil Fichtenharz*

Alle Zutaten zerkleinern und in der Räucherschale verräuchern. Diese Mischung vertreibt Mücken und eignet sich auch zum Ausräuchern von Lagerräumen, in denen die Kräuterschätze des Sommers lagern.

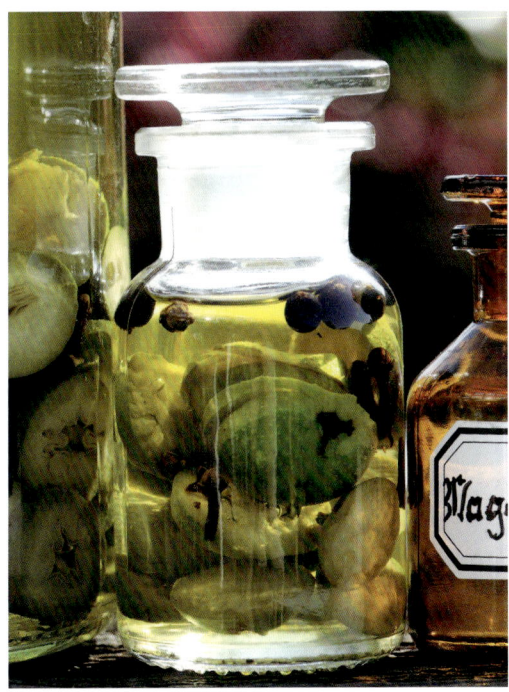

So ein Nussschnaps ist Medizin! Im Juni angesetzt, wird er gut gehütet und zur Weihnachtszeit verkostet.

Frühling im Wald

EIN LAUES LÜFTCHEN, DER RUF DES KUCKUCKS, DER DUFT DER ERSTEN
FRÜHBLÜHER KÜNDIGEN IHN AN: DEN FRÜHLING! UND AUCH ICH DRÄNGE JETZT
RAUS IN DIE NATUR, UM DIE FRÜHJAHRSBOTEN DES WALDES ZU BEGRÜSSEN,
DIE DEN GANZEN WINTER IM VERBORGENEN SCHLUMMERTEN.

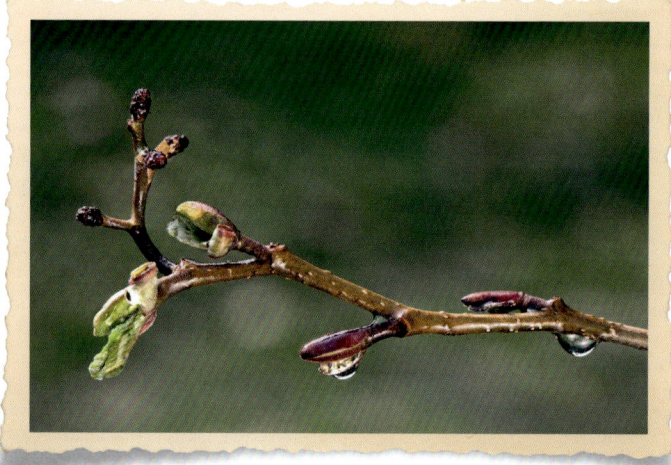

*Ungeduldig warte ich jedes Jahr auf den nahenden Frühling.
Jeder warme Sonnentag bringt ihn uns ein Stückchen näher.*

»Ich persönlich liebe jede Jahreszeit. Doch auf den Frühling warte ich immer am schwersten. Wenn der Schnee langsam taut, die Vögel singen und ein warmer Föhn bläst, freue ich mich schon auf die Zeit, in der der Wald wieder schneefrei ist. Wenn die kleinen und großen Moospolster sich mit Wasser vollgesogen haben, das es beim Draufsteigen nur so schmatzt unter den Schuhen, die ersten Farnwedel keck aus dem Waldboden stupsen, dann ist in mir das Waldfieber geweckt. Natürlich genieße ich auch einen Waldspaziergang im Winter, aber wieviel Neues kann ich im Frühling wieder entdecken?

Unter einer Buche sehe ich die ersten Anzeichen der Busch-windröschen, auch unter den Haselsträuchern sind sie gerne zu finden. Die Frühlingszeitlosen wachsen im Feld und leuch-ten vor sich hin.

Wie es beim Sammeln nun einmal so ist, kann ich den Wald nicht ohne ein besonderes Fundstück verlassen. Egal, ob es ein Zapfen ist, den der Wind vom Baum geweht hat, ein besonderes Stückchen Moos, das ich im Haus dekoriere, oder eine ganze Sammlung von Zweigen, vertrockneten

Blättern und herabgefallenen Nadelbaumzweigen, die ich als Räucherwerk verarbeite, irgendetwas finde ich immer. Wenn die Ausbeute besonders groß ist, heize ich gerne im Garten meine Feuerschale an und verräuchere die Schätze. Der Wind trägt den Rauch davon. So schließe ich den Kreislauf vom alten auf das neue Jahr und blicke gespannt auf die kommenden Erlebnisse, die ich im Wald erleben darf.

Viele Gedanken schweifen dabei durch meinen Kopf: Welche besonderen Plätze werde ich entdecken? Wo hat sich die Natur ihren Platz zurück erkämpft, den der Mensch zuvor verändert hat? Wo finde ich die schönsten Beeren und schmackhaftesten Pilze? Diese Vorfreude kann ich gar nicht wirklich in Worte fassen. Und ich glaube auch, dass jeder seine ganz eigenen Gedanken dazu hat.«

Willkommen-Frühling-Räucherung

1 Teil grob zerkleinerte Kiefer-, Fichten und Haselzweige,
1 Teil trockenes Herbstlaub von der Buche,
2 Teile Harztränen der Fichte,
1 Teil getrocknete Wiesenblumen aus dem letzten Jahr

Diese Räuchermischung nach und nach im Freien verräuchern.

Birkenblätter-Peeling

1 EL getrocknete, junge Birkenblätter,
1 EL Rohrzucker, 1 EL gemahlenes Kaffeepulver,
Olivenöl nach Bedarf

Birkenblätter, Rohrzucker und Kaffeepulver im Mörser zerkleinern. Olivenöl dazugeben, bis eine dickflüssige Masse entsteht. In kreisenden Bewegungen an Armen und Beinen auftragen.

Frühlingsblüten-Gelee

1 l Apfelsaft,
500 g Gelierzucker 2:1,
2 Handvoll duftende Frühlingsblüten der Traubenkirsche

1 Zwei Drittel der Blüten mit Apfelsaft übergießen und über Nacht zugedeckt stehen lassen.

2 Blüten abseihen und den Apfelsaft mit dem Gelierzucker nach Packungsanleitung aufkochen.

3 Die restlichen Blüten in saubere Marmeladengläser geben und mit dem kochenden Gelee übergießen. Gut verschließen und für 5 Minuten auf den Kopf stellen.

Vitaminspendender Wildkirschsirup

1 kg Kirschen, 1 Nelkenwurz, 0,75 l Wasser,
1 Vanilleschote, 500 g Zucker

1 Die Kirschen grob zerstoßen und in einen Topf geben. Das Wasser aufkochen und über die Kirschen gießen. Diese zugedeckt 1 Tag stehen lassen.

2 Das Wasser abseihen, aufkochen und wieder über die Kirschen geben. Am nächsten Tag wiederholen.

3 Am dritten Tag den Kirschsaft abseihen, mit Zucker und der Vanilleschote vermengen, kurz aufkochen lassen, Vanilleschote wieder entfernen und den Sirup noch heiß in Flaschen abfüllen. Gut verschließen.

Tipp: Der Wildkirschsirup ist ein ganz besonderer Genuss. Gerne wird er bei uns zur Willkommen-Frühling-Räucherung getrunken.

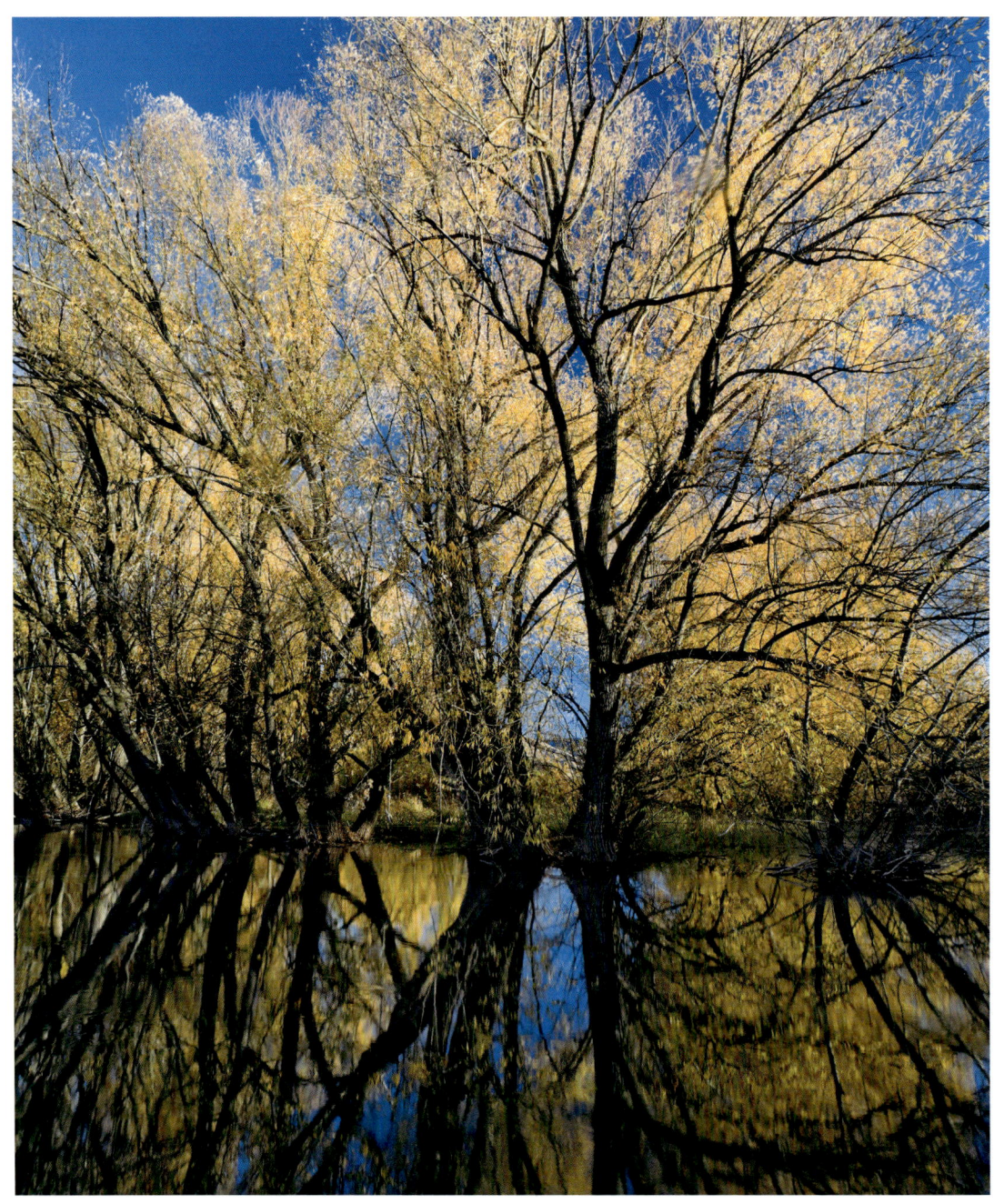

Die Weide

Baum der Poeten

Wir kennen die Weide *(Salix)* auch unter den geläufigen Volksnamen wie Katzenstrauch, Maiholz, Weden, Weihbusch oder Wieden. Das Wort Weide stammt vom althochdeutschen »wida« – die Biegsame – ab.

Wenn man durch Auwälder spaziert, sieht man immer wieder abgestorbene, umgefallene, halb verrottete Weiden, aus denen frische Zweige in die Höhe schießen. Es gibt wohl keinen Baum, der sich so schnell regenerieren kann.

Mythen und Geschichten

Wohin man in den alten Schriften schaut, überall findet man die Weide wieder. In der griechischen Mythologie wurde Hera, die Gattin von Zeus, unter einer Weide geboren.

Ebenso verehrten die Kelten die Weide – und zwar als Symbol für ihre Fruchtbarkeits- und Lichtgöttin Brigid. Zur Blütezeit feierten sie ein Fest der Wiedergeburt des Lichts. Bei Ritualen verbrannte sie einen aus Weidenzweigen geflochtenen Winterriesen, um die Rückkehr der helleren Zeit zu feiern. Die Kelten vermuteten aber auch, dass sich in der Weide der Eingang zur Unterwelt verbarg.

Generell wurde die Weide als Baum der Göttinnen gepriesen. Auch Demeter (die Göttin der Vegetation) erschien in einem geweihten Weidenbaum. Später, mit der Bekehrung zum Christentum, wurde die Weide zum Symbol für die Jungfräulichkeit Marias. Wie Mond und Wasser ist auch die Weide ein Lebensspender. Man verehrte ihre Stärke, schnelle Regenerationsfähigkeit und ihre immer wiederkehrende Lebenskraft.

Unsere Vorfahren in der Steinzeit nutzten die Weide zur Herstellung von Seilen, Körben, Fischernetzen und Verbundmaterial für den Hausbau. Ebenso wurden Rahmen für Harfen aus ihr gefertigt. Neben diesen Anwendungen verwendete man die Weide früher als Viehfutter in Notzeiten.

Heilkräftige Anwendungen und Rezepte

Die Wirkungen der Weide sind vielfältig. Sie ist schmerzstillend, fiebersenkend, harntreibend, schweißtreibend, keimtötend und zusammenziehend. Hauptsächlich werden ihre Blätter, Knospen und die Rinde verwendet. In der Volksmedizin wird gerne Weidenrinde eingesetzt, da aus ihr Salizylsäure gewonnen werden kann. Sie ist ein guter Ersatz für das Medikament Aspirin, das den gleichen Inhaltsstoff enthält.

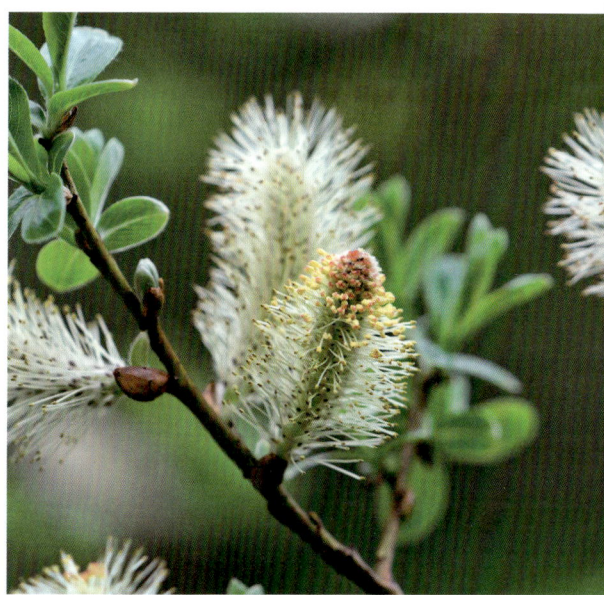

Die Palmkätzchen sind wohl ein erstes Zeichen für den herannahenden Frühling, den wir schon freudig erwarten.

Lindernder Weidenrindenbalsam

1 Handvoll Weidenrinde, 200 g Ghee (Butterschmalz)

1 In den Wintermonaten die Rinde von zwei- bis dreijährigen Ästen ernten und klein schneiden.

2 Ghee und Weidenrinde vorsichtig bis unter den Siedepunkt erwärmen. Über Nacht ziehen lassen. Vorgang noch zweimal wiederholen.

3 Ghee erwärmen und die Rinde abseihen. Balsam in Tiegel gießen.

Tipp: Dieser Balsam verschafft Linderung bei schmerzenden Gelenken. Er wird morgens und abends aufgetragen.

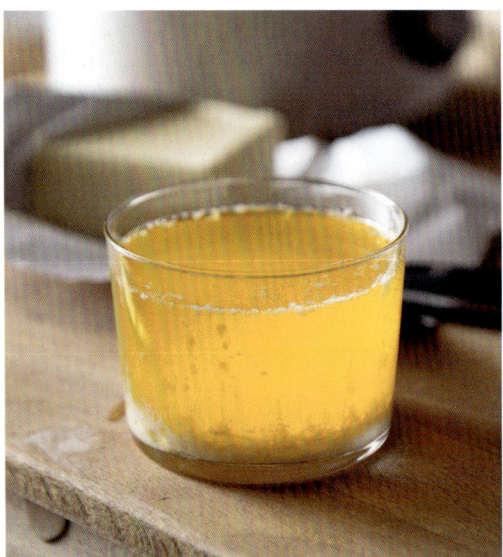

Oxymel ist eine alte Zubereitung aus Pflanzen, Apfelessig und Honig, die heute nicht mehr sehr bekannt ist.

Kopfschmerz-Roll-on

1 EL klein geschnittene Weidenrinde, 50 ml Korn (38 %), 10 Tropfen ätherisches Pfefferminzöl

1 Die Weidenrinde in ein Schraubglas geben und mit Korn übergießen. Glas gut verschließen und 4 Wochen reifen lassen. Täglich schütteln. Rinde abseihen und Tinktur in eine beschriftete Braunglasflasche füllen.

2 10 ml Weidenrindentinktur in eine leere Roll-on-Flasche füllen und das Pfefferminzöl dazugeben. Gut durchschütteln. Bei Bedarf an den Schläfen auftragen.

Achtung: Das Roll-on darf nicht in die Nähe der Schleimhäute gelangen und ist nicht für Schwangere und Kinder unter 6 Jahren geeignet.

Keimtötendes Weidenknospen-Oxymel

1 EL Weidenknospen, 1 EL getrocknete Mädesüßblüten, 100 ml Apfelessig, 200 ml Bienenhonig

1 Die Weidenknospen und die Mädesüßblüten im Mörser grob quetschen, in ein Schraubglas füllen und mit dem Apfelessig aufgießen. Gut verschließen.

2 Für 2 Wochen ziehen lassen. Täglich schütteln. Danach Essig abseihen und mit dem Honig verrühren.

Tipp: Wirkt fiebersenkend, schmerzstillend und keimtötend. Bei Bedarf wird 1 EL davon in einem Glas mit lauwarmem Wasser aufgelöst und schluckweise getrunken. Oxymel bezeichnet eine altüberlieferte Zubereitungsform aus Kräutern, Essig und Honig.

Palmweihe

DIE TRADITION DES PALMBESENS WIRD BEI UNS NOCH HEUTE BEWUSST GEPFLEGT.
ALT UND JUNG SIND AM PALMSONNTAG IN DER KIRCHE ANZUTREFFEN UND DIE
PALMBESEN WERDEN MIT GROSSEM STOLZ RUND UM DIE KIRCHE GETRAGEN.

Zum Osterfest gehört bei uns der Palmbesen oder Palmbuschen. In Teilen Kärntens wird er traditionell aus Weiden und Kranewitt (Wacholder) gebunden, der Stiel ist vom Haselstrauch. Während im Lungau nur Weidenzweige verwendet werden, kommen im Salzburger Seengebiet sieben verschiedene Sträucher und Bäume in den Palmbesen – Weide, Wacholder, Hasel, Segen (Thuje), Illex, Buchs und Eibe. Doch auch hier wird ein Haselzweig als Stiel verwendet und mit Dotterweide umschlungen.

Neun verschiedene Sträucher und Bäume finden sich im Allgäuer Palmbuschen wieder. Diese sind teilweise sehr aufwendig gebunden, ganz im Zeichen des Jahresrades. Die Speichen der Räder bestehen aus geschälten Holunderzweigen, um Hexen und böse Geister fernzuhalten. Der Palmbuschen wird mit bunten Bändern und Brezeln geschmückt und in der Kirche geweiht. Stolz werden die verschiedenen Palmbuschen präsentiert: Wer wohl den Allerhöchsten hat?

Zu Hause angekommen, trägt man den Palmbuschen dreimal ums Haus und isst drei geweihte Weidenkätzchen. Der Besen wird nun entweder im Haus in den Herrgottswinkel, der mit einem Kruzifix geschmückt ist, oder aufs Feld gestellt. Er soll alles Böse vom Haus und seinen Bewohnern abhalten und für gute Ernte sorgen.

Im Lungau gibt es einen alten Spruch, der aufgesagt wird, während der Besen dreimal ums Haus getragen wird: »Vater unser, der du bist, dass da Geier koane Heahna frisst.« (Vater unser, der du bist, dass der Geier keine Hühner frisst.)

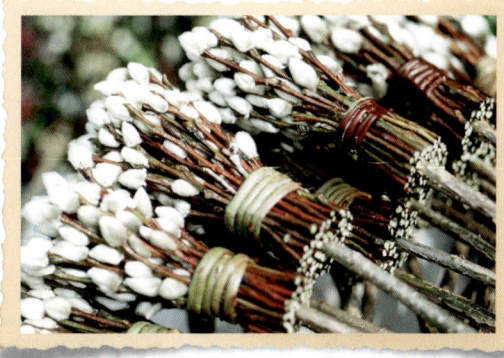

Die Palmweihe ist ein wichtiger Bestandteil unseres österlichen Brauchtums.

Als Kinder durften meine Schwester und ich abwechselnd bei Oma und Opa den Palmbesen tragen. Das war immer etwas ganz Besonderes für mich. Mein Onkel hat den Palmbesen hergerichtet, Oma hat ihn verziert und ist mit mir zur Kirche gegangen. Anschließend gab es als Dankeschön immer das erste gefärbte Osterei im Jahr, etwas Süßes und ein paar Schillinge. Das war damals etwas Besonderes und Außergewöhnliches für uns Kinder.

Übers Jahr wurden bei schweren Gewittern kleine Zweige des Palmbesens ins Feuer geworfen und gebetet, dass das Unwetter Haus, Hof und Ernte verschonen möge. Auch in der hauseigenen Raunacht-Räuchermischung durfte ein Teil davon nicht fehlen.

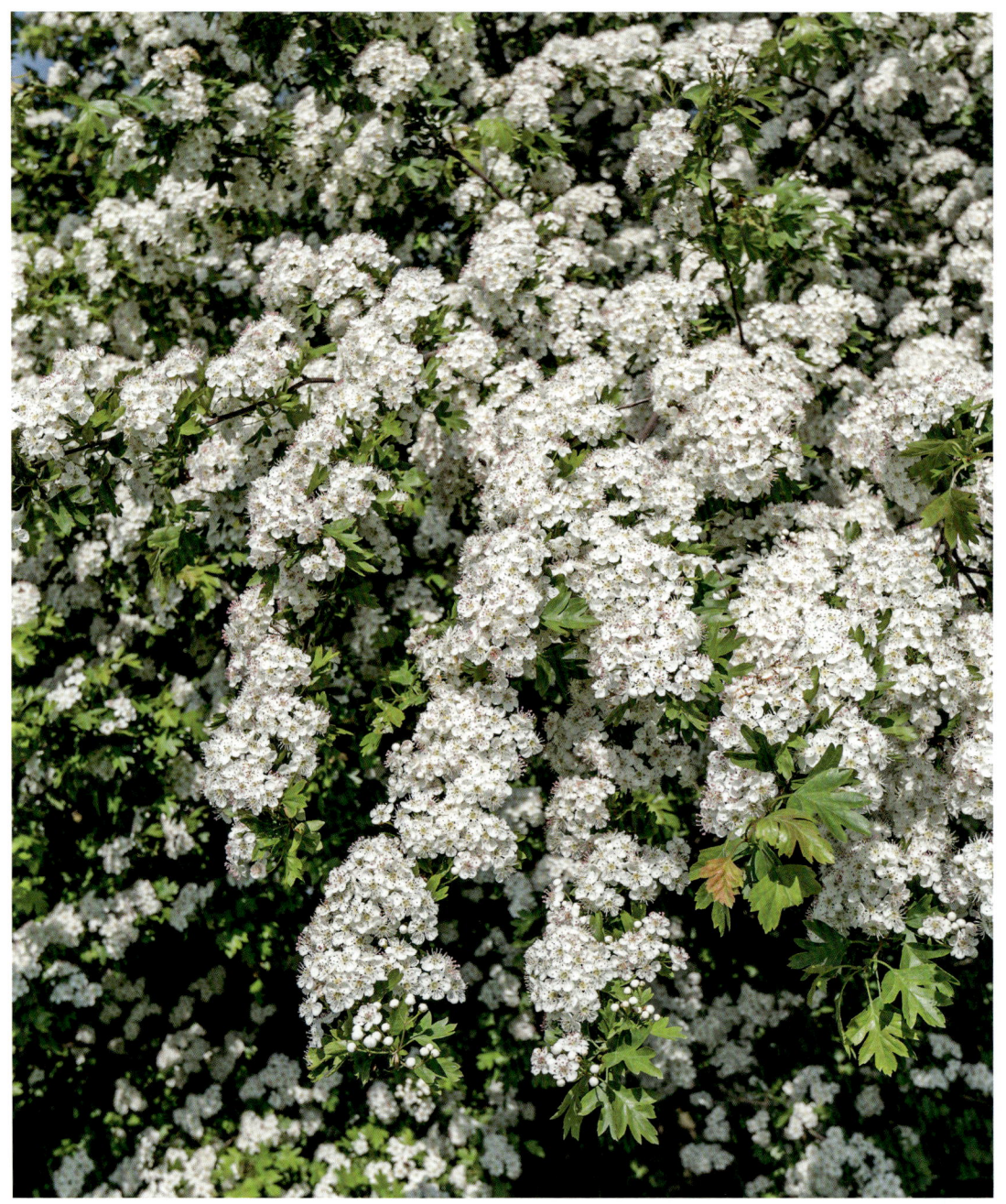

Der Weißdorn

Baum der Elfen

Der Weißdorn *(Crataegus)* ist einer der Sträucher, die früh im Jahr blühen. Seine üppig weißen Blüten erscheinen noch vor den Blättern. Am Waldrand wachsend wird er bis zu 600 Jahre alt. In seinen Ästen fühlen sich Vögel sehr wohl. Sie wählen den Weißdorn gerne als Nistplatz und kommen so auch im Herbst und Winter in den Genuss der Früchte.

Der Strauch ist je nach Region zudem als Mehlbeere, Rotbeere, Schlafdorn, Hahnedor, Zaundorn, Heckendorn, Hagedorn und Hagäpfli bekannt. Das Wort »Hag« ist altdeutsch und bedeutet so viel wie Hecke, Umzäunung oder Gehege – ein Hinweis auf eine frühere Verwendung des Weißdorns. Wegen seiner Dornen wurde er im Mittelalter gerne als undurchdringbare Heckenpflanze rund um Haus und Hof gepflanzt.

Mythen und Geschichten

Die mehligen Früchte wurden früher in Notzeiten auch gegessen oder an das Vieh verfüttert. Teils hat man sie gemahlen und das Mehl unter den Teig geknetet. Das harte Holz des Weißdorns eignete sich zur Herstellung von Rechenzähnen, Schaufel- und Werkzeugstielen und Spazierstöcken. Im alten Wort »Hagglstock« für den Spazierstock steckt noch die magische Bedeutung des Weißdorns, der Schutz vor dem Bösen gewähren sollte. Um bösen Zauber und Krankheiten abzuwehren, hängte man zudem gerne Weißdornzweige an die Haustüre, manchmal auch an die Stalltüre.

Weißdornzweige spielten auch im Totenkult der Germanen eine wichtige Rolle. Bedingt durch ihre schlaffördernde Wirkung wurden die Zweige bei Feuerbestattungen auf den Scheiterhaufen gelegt. Die Germanen glaubten, dass sich die Verstorbenen in einem schlafähnlichen Zustand befinden und wollten diesen positiv beeinflussen. Amulette aus dem Holz des Weißdorns wurden gefertigt, Zauberstäbe geschnitten und Mischungen aus Weißdornblüten und -holz verräuchert. Und man ging davon aus, dass man unter einem Weißdornstrauch Krankheiten abstreifen kann.

In vielen alten Geschichten taucht der Weißdorn auf. So sollen die undurchdringbaren Dornenranken aus dem Märchen vom Dornröschen aus Weißdorn bestehen. Vom großen Zauberer Merlin erzählt man sich, dass er von der schönen Niniane bezirzt worden sei. Sie hat ihm all seine Geheimnisse und seinen Zauber entlockt und unter einem Weißdornstrauch gebannt. Dort schläft er jetzt und wartet, bis seine Zeit kommen wird und die Welt ihn wieder braucht. Als Wohnstätte der Elfen umgibt den Weißdorn ein mystisches Geheimnis. Und richtig, wenn man den blühenden Weißdornbusch im

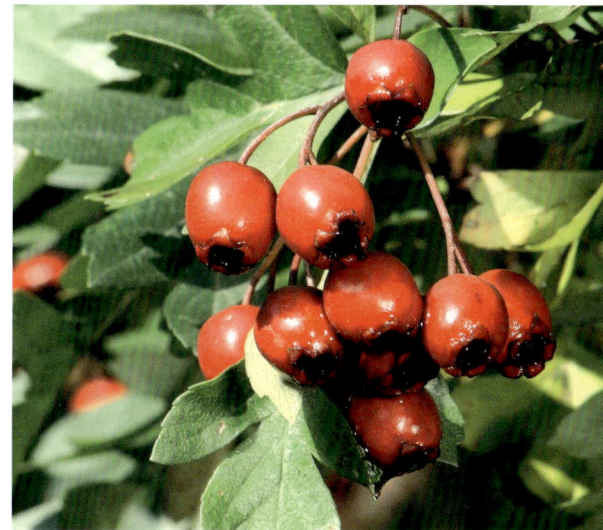

Rot leuchtend präsentieren sich die Beeren des Weißdorns. Sie können als Mehlersatz verwendet werden.

Mondlicht betrachtet, schimmert er so hell und zart, dass man sich mit viel Fantasie die Elfen wirklich vorstellen kann. Beltane, das Maienfest, hatte früher nicht seinen festen Platz am 30. April, sondern wurde in jener Vollmondnacht im Mai gefeiert, in der der Weißdorn in voller Blüte stand.

Heilkräftige Anwendungen und Rezepte

Der Weißdorn in den verschiedenen Zubereitungsformen aus Blättern, Blüten, Beeren und Rinde hilft bei altersbedingter Schwäche des Herzmuskels, der Herzkranzgefäße und bei einem Gefühl von Enge und Beklemmung. Weißdornzubereitungen sind nebenwirkungsfrei und sollten über einen längeren Zeitraum eingenommen werden. Außerdem ist Weißdorn fiebersenkend, blutdruckregulierend, krampflösend und wirkt bei Müdigkeit, Schwindel, Unruhe und Schlafstörungen.

Sportler können sich die entkrampfende und gefäßerweiternde Wirkung zunutze machen und durch die Einnahme des Tees eine verbesserte Sauerstoffaufnahme im Körper erzielen. Dies hilft besonders bei sportlichen Aktivitäten in höheren Lagen, da dort der Sauerstoffgehalt geringer ist.

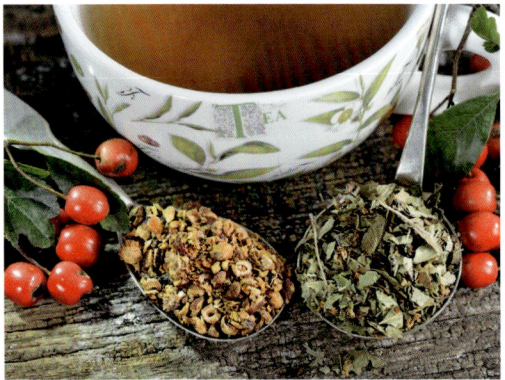

Für eine herzstärkende Tasse Weißdorntee werden übers Jahr Blüten, Blätter und Beeren getrocknet.

Stärkender Herztee

1 TL zerkleinerte Weißdornblüten und -blätter, 250 ml Wasser

Die Strauchteile mit kochendem Wasser übergießen. 10 Minuten ziehen lassen. Tee in kleinen Schlucken genießen.

Schlaf-gut-Weißdorn-Oxymel

1 EL Weißdornfrüchte, 1 EL getrocknete Weißdornblüten, 1 EL getrocknete Weißdornblätter, 1 Dolde getrocknetes Mädesüß, 1 EL getrocknete Zitronenmelissenblätter, 200 ml Apfelessig, 400 ml Honig

Die Früchte und Pflanzenteile mit Apfelessig übergießen und für 2 Wochen stehen lassen. Immer wieder gut schütteln. Die Pflanzenteile abseihen, den Rückstand auspressen und den Essig mit dem Honig verrühren, bis eine homogene Masse entsteht. Das Oxymel in kleine Flaschen abfüllen. 1 TL Oxymel auf ein Glas Wasser oder Tee geben und bei Bedarf regelmäßig einnehmen.

Tipp: Das Oxymel hilft nervösen, unruhigen Menschen beim Abschalten und Einschlafen.

Köstlicher Weißdorn-Likör

300 g Weißdornfrüchte, 100 g Kandiszucker, 700 ml Korn (38 %), etwas Sternanis, 1 aufgeschlitzte Vanillestange

Alle Zutaten in ein großes Schraubglas geben und an einem warmen Ort für 6–8 Wochen stehen lassen. Täglich schütteln. Danach Ansatz abseihen und in Flaschen füllen.

Begleiter durch die dunkle Zeit

AUCH IN DER DUNKELSTEN ZEIT IM JAHR SPENDEN UNS NADELBÄUME UND IMMERGRÜNE, VERZIERT MIT KERZEN UND WEIHNACHTSSCHMUCK, LICHT UND ZUVERSICHT. SIE STEHEN FÜR DEN NIE ENDENDEN KREISLAUF DER JAHRESZEITEN.

Vor der Adventszeit, traditionell um den 11. Vollmond im Jahr, wurden früher die Christbäume gefällt und das Reisig für den Adventskranz geschnitten. Oft bleibt der Baum nach altem Brauch bis zu Maria Lichtmess am 2. Februar in der Stube stehen, um diese dunkle Zeit zu erhellen. Wenn er zum »richtigen Schein« – also mit dem Mondkreislauf – gefällt wurde, fallen bis dahin kaum Nadeln ab.

Für den Adventskranz verwendet man im Alpenraum die Fichte, mancherorts auch Föhren, Tannen oder anderes Immergrün. Die immergrünen Nadeln erinnern an ewiges Leben und die Unendlichkeit. Traditionell schmückt man den Adventskranz mit roten oder violetten Kerzen und gleichfarbigen Schleifen, wobei heute Kerzen und Dekoration wohl eher auf den Wohnraum abgestimmt sind.

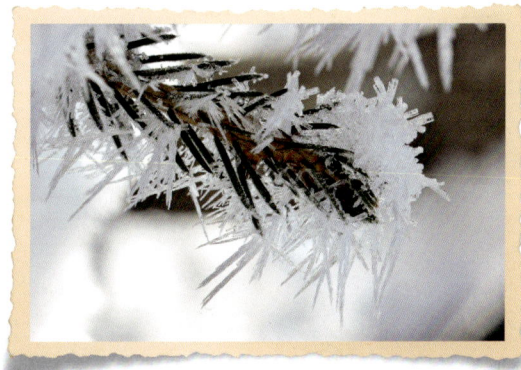

Wie gezuckert wirken unsere Nadelbäume im Raureif und sind dabei sehr schön anzusehen.

Am Barbaratag (4. Dezember) werden Barbarazweige geschnitten, meist Kirschzweige, manchmal auch andere Obstsorten und frühblühende Sträucher. Der Strauß kommt in die Küche an einen warmen Platz. Blühen die Kirschzweige am Heiligen Abend, dürfen alle Hausbewohner auf ein gesundes und glückliches Leben hoffen.

Der letzte Baum im Jahreskreis ist der Weihnachtsbaum. Als Abbild des Weltenbaumes verwendet man einen immergrünen Baum. Dieser war früher mit Kerzen und Nüssen geschmückt. Die Nüsse galten als Symbol für die Weisheit und die Kerzen standen für Erleuchtung. Der Weihnachtsbaum grünt in den dunkelsten Nächten des Jahres und symbolisiert damit Anfang und Ende.

Im neuen Jahr, zu Maria Lichtmess, werden die Wünschelruten geschnitten, bevorzugt aus Hasel, Weide oder Eberesche. Je nach Holz verwendet man sie für verschiedenste Aufgaben. Ich schneide mir an diesem Tag gerne zentimeterdicke Zweige, die ich zum Rühren von Kosmetik oder zur Herstellung von Elixieren verwende. Der Zeitpunkt eignet sich aber auch, um Bohnen- und Tomatenstangen zu schneiden.

Zu Maria Lichtmess haben bereits die keltischen Druiden ihre Zauberstäbe geschnitten, da diese Zeit die Wiedergeburt des Lichts symbolisiert und die Bäume langsam aus der Saftruhe kommen. Da nun sehr wenig Baumwasser in den Ästen und Zweigen vorhanden ist, trocknen die Stäbe schnell und der Baum nimmt keinen Schaden.

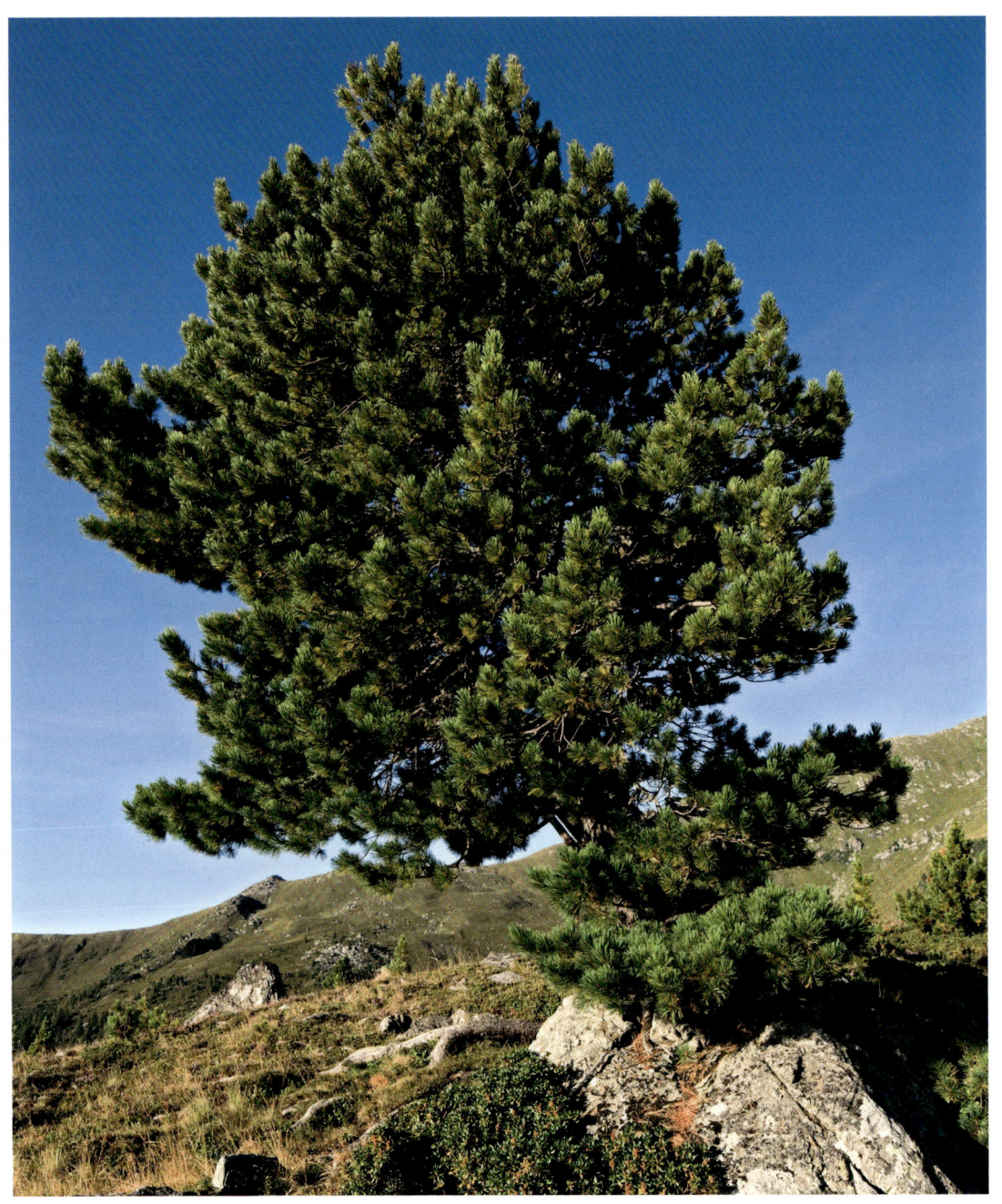

Die Zirbe

Schutzbaum der Alpen

Die Zirbe (*Pinus cembra*) ist auch unter den Namen Zirbelkiefer, Arve, Arbe, Zirbel, Zirm und Zirme bekannt. Sie kann bis zu 1000 Jahre alt werden, ist sehr kräftig und widerstandsfähig und wächst in den Alpen sowie in den Karpaten sogar im Bereich der Baumgrenze. Ihr weitverzweigtes, tief reichendes Wurzelsystem lässt sie Sturm und Wind trotzen, sie hält Schnee- und Geröllmassen zurück und schützt somit Mensch und Tier vor Steinschlag und Naturkatastrophen.

Mythen und Geschichten

Bei den Kelten wurde die Zirbe als Lichtbaum verehrt. Die Druiden sammelten den Blütenstaub der Zapfen. Dieser ist leicht entzündlich und wurde für Feuerzauber verwendet. Zum Schutz vor bösem Zauber und hinterlistigen Berggeistern bewacht die Zirbe die Übergänge der Welten. Verräuchertes Zirbenharz wurde früher als Weihrauchersatz verwendet und breitete einen Schutzmantel über das Haus aus. Arme, unerlöste Seelen oder ungetaufte Kinder sollen durch Verräucherung von Zirbenharz und -spänen ihre Erlösung finden. Als machtvoller Schutzbaum gilt sie auch als Behausung der Berggeister und Gnome.

Heilkräftige Anwendungen und Rezepte

Die Zirbe ist energiespendend, bakterienhemmend, schleimlösend, schmerzlindernd, entzündungshemmend, durchblutungsfördernd, blutreinigend, schlaffördernd, entspannend, konzentrationsfördernd, herzschlagsenkend. Eine Nacht in einem Zirbenbett kann Studien zufolge dem Herz eine Stunde Arbeitsleistung ersparen. Das ätherische Öl wird bei Erkältung, Grippe und zur psychischen Stärkung verwendet.

Schlafförderndes Zirbenkissen

Zirbenspäne, getrocknete Melissenblätter, Johanniskraut, etwas Waldmeister, Labkraut, Lavendel, Zitronenverbene, 1 Baumwollkissen zum Befüllen

Alle Pflanzenteile grob zerkleinern. Das Baumwollkissen mit den Zirbenspänen und den Kräuter im Verhältnis 3:1 befüllen. Durch die Körperwärme entfalten die Zirbenspäne und die einzelnen Kräuter ihren Duft und wirken besänftigend und beruhigend auf unser Gemüt. Das Kissen kann ca. 1 Jahr lang verwendet werden.

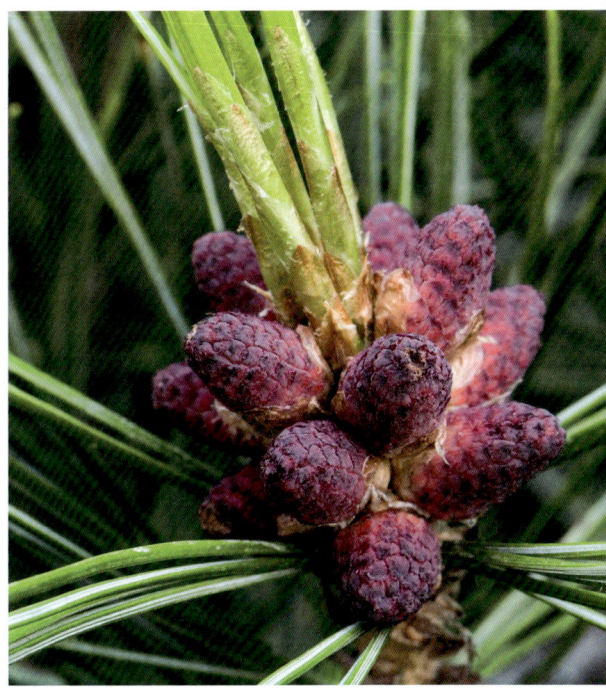

Begehrt sind die Zapfen der Zirbe. Aus ihnen wird ein wunderschöner, roter Schnaps angesetzt.

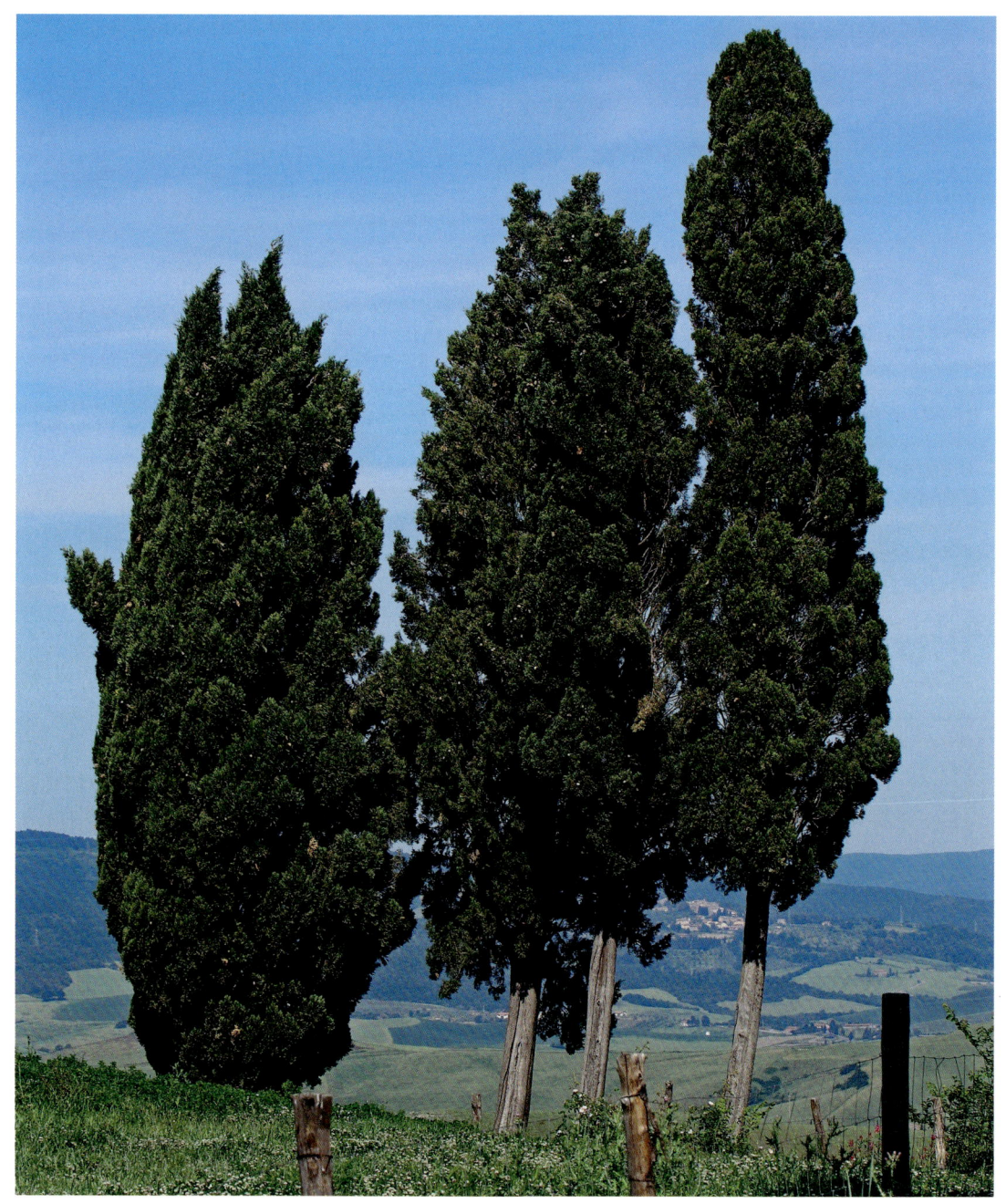

Die Zypresse

Baum der Unsterblichkeit

~

Die immergrüne Zypresse *(Cupressus)* hat einen schlanken, kerzenförmigen Wuchs und wird bis zu 35 Meter hoch. Sie ist auch bei uns heimisch, allerdings verbinden wir sie hauptsächlich mit dem Mittelmeerbereich. Als genügsamer, widerstandsfähiger Baum wächst sie selbst auf kargem Boden und hält größte Trockenheit aus. Sogar in der Nähe von Wüsten ist sie angesiedelt. Wegen ihres dichten Laubs und den hochwirksamen ätherischen Ölen gibt es nicht viele Pflanzen, die sich in ihrem Schatten ansiedeln. Die Zypresse beherrscht ihr Revier und teilt ihren Platz nicht mit anderen.

Mythen und Geschichten

In vielen Kulturen wird die Zypresse als Lebens- bzw. Totenbaum verehrt. Sie erinnert sowohl an das Licht als auch an die Dunkelheit. Schon das Kreuz Christi soll aus Zypressenholz gewesen sein. Darum wird die Zypresse gerne als Umgrenzung für Grabstätten und Friedhöfe gepflanzt.

Zypressen sind auf zahlreichen Gemälden Leonardo da Vincis zu sehen. Der Meister vertrat die Meinung, dass Zypressen verbindende Elemente zwischen Himmel und Erde sind.

Heilkräftige Anwendungen und Rezepte

Die Zypresse wird nur äußerlich verwendet. Hier nutzt man hauptsächlich das ätherische Öl. Dieses wirkt zusammenziehend, schweißhemmend, beruhigend, krampflösend, venenstärkend und geistig zentrierend.

Die Zweige der Zypresse werden gerne verräuchert, sie haben ein würziges Aroma und vertreiben Mücken und andere lästi-

ge Insekten. Wurde man doch gestochen, kann man zur Erstversorgung frischen Zypressensaft auf den Insektenstich geben. Schwangere und Epileptiker sollten die Anwendung von Zypressen meiden.

Schweißhemmendes Fußbad

5 Tropfen ätherisches Zypressenöl, 10 Tropfen ätherisches Grapefruitöl, 200 g Steinsalz

1 Alle Zutaten miteinander vermischen und in ein Schraubglas füllen.

2 3 EL Badesalz in warmes Wasser geben und für 10 bis 20 Minuten die Füße darin baden.

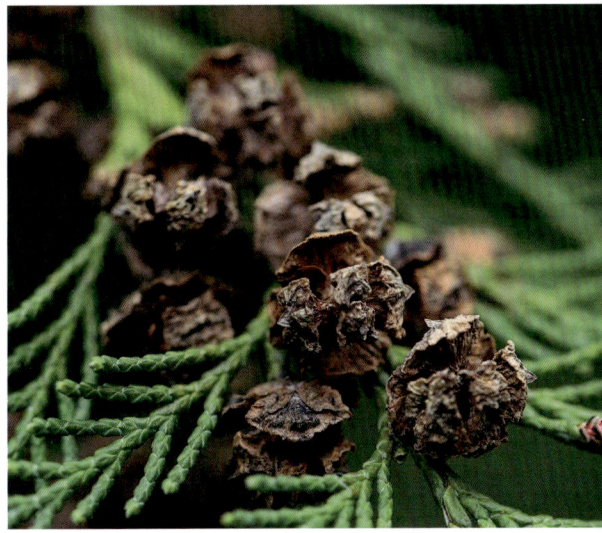

Die Zweige der Zypresse werden gerne als schmückendes Beiwerk in Gestecken und Kränzen verwendet.

Alle Rezepte auf einen Blick

Hier finden Sie alle wohltuenden, heilkräftigen und stärkenden Anwendungen und Rezepte aus diesem Buch nach verschiedenen Kategorien geordnet.

Heilkräftiges

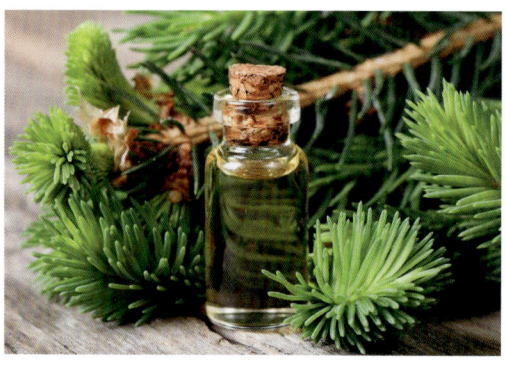

Wohltuende Baumtees

Räucherungen & Duftmischungen

Schönheit

Für Leib & Seele

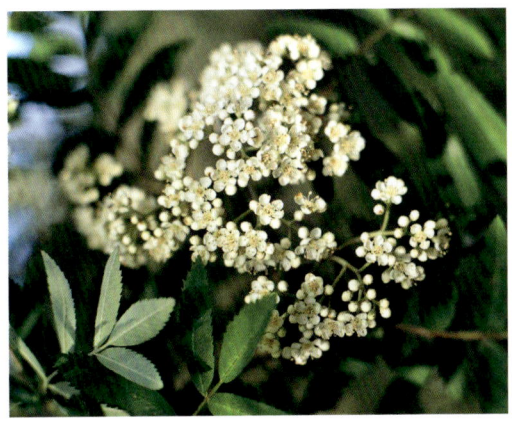

Stichwortverzeichnis

Danke

Um ein Projekt wie dieses umsetzen zu können, braucht es neben Ideen und Zeit auch Menschen, die einen dabei unterstützen. Darum möchte ich meinem Mann Martin und unseren Kindern Manuel und Daniela danken, dass sie mich immer in all meinen Vorhaben unterstützen – und das ist manchmal wirklich nicht leicht.

Meinen Eltern Annemarie und Werner danke ich dafür, dass sie mich die Liebe zur Natur lehrten.

Ohne meine Kräuter- und Naturfreundinnen Maria, Lydia, Monika, Rosmarie und Hildegard wäre das Buch auch nichts geworden. Sie haben mich mit Kuchen, netten Worten, Motivation, Brainstorming u. v. m. tatkräftig unterstützt. Es ist schön, einem Kreis Gleichgesinnter anzugehören, die ihr Wissen miteinander teilen.

Frau Tiedemann und Frau Lerch vom BLV Verlag haben mir die Chance gegeben, dieses Buch zu schreiben und mich dabei tatkräftig unterstützt. Für diese professionelle Unterstützung möchte ich mich ganz herzlich bedanken, genauso wie bei Frau Sust, die das Buch in die nötige Form gebracht hat. Seit ich weiß, wie viel Arbeit in einem Buch steckt, kann ich meine vollen Bücherregale zu Hause noch vielmehr schätzen.

Dieses Buch möchte ich gerne meinen beiden Großmüttern Franziska und Josefa widmen.

Quellennachweise/ Anregungen zur Vertiefung

Fischer-Rizzi, Susanne (2007): Blätter von Bäumen: Heilkraft und Mythos einheimischer Bäume. AT Verlag, Aarau

Nedoma, Gabriela (2014): Knospen und die lebendigen Kräfte der Natur. Freya, Linz

Strassmann, Renato (2013): Baumheilkunde: Heilkraft, Mythos und Magie der Bäume. Freya, Linz

Bildnachweis

Africa Studio – Fotolia: 23; Africa Studio – shutterstock: 57; andrei-uc88 – shutterstock: 20/21; AndreyBV – shutterstock: 22; Bildagentur Zoonar GmbH – shutterstock: 90; Chris Gramly – gettyimages: 37; Comugnero Silvana – Fotolia: 74, 104; ddsign – shutterstock: 89; flas100 – Fotolia: 11; Flora Press/BIOSPHOTO: 28; Flora Press/Botanical Images: 71; Flora Press/Caroline Bureck: 106; Flora Press/Meyer-Rebentisch: 100; Flora Press/Royal Horticultural Society: 29; FomaA – Fotolia: 4ul, 113; GBA/Perdereau: 78; Huber: 9, 15; Kartinkin77 – shutterstock: 4or, 25; Lars Johansson – Fotolia: 12, 47; Lumir Jurka Lumis – shutterstock: 131; matka_Wariatka – shutterstock: 112; Mauritius images/age: 54, 88, 136; Mauritius images/Alamy: 4ur, 6/7, 14, 38, 41, 55, 58, 62, 64, 70, 73, 82, 86, 95, 111, 115, 116, 117, 118, 119, 120, 121, 124, 127, 137; Mauritius images/ANP Photo: 1; Mauritius images/Artur Cupak: 103; Mauritius images/Buiten-Beeld: 51, 53, 108; Mauritius images/BY: 97; Mauritius images/CuboImages: 94; Mauritius images/Danita Delimont: 126; Mauritius images/David & Micha Sheldon: 59, 107; Mauritius images/Flowerphotos: 110; Mauritius images/Frigesch Lampelmayer: 35; Mauritius images/Garden World Images: 44, 79, 93, 102; Mauritius images/Hans Reinhard: 52, 63; Mauritius images/ImageBROKER/ Andreas Keil: 48; Mauritius images/ImageBROKER/Christian Hütter: 56; Mauritius images/ImageBROKER/Edwin Stranner: 8; Mauritius images/ImageBROKER/Erhard Nerger: 42; Mauritius images/ImageBROKER/Guenter Fischer: 83; Mauritius images/ImageBROKER/Helmut Meyer zur Capellen: 39; Mauritius images/ImageBROKER/Ingeborg Knol: 21; Mauritius images/ImageBROKER/Jürgen Wiesler: 65; Mauritius images/ImageBROKER/Justus de Cuveland: 50; Mauritius images/ImageBROKER/Otto Stadler: 26; Mauritius images/ImageBROKER/Reinhard Hölzl: 134, 135; Mauritius images/ImageBROKER/Rica Belna: 99; ouch – shutterstock.com: 33; Mauritius images/Kunst#2158#Scheidulin: 133; Mauritius images/Ludwig Mallaun: 84; Mauritius images/Manuela Balck: 85; Mauritius images/Minden pictures: 49, 75, 91, 92, 122; Mauritius images/P. Widmann: 20; Mauritius images/Radius Images: 2/3, 10, 24, 76; Mauritius images/Robert Harding: 40; Mauritius images/Robert Knöll: 72; Mauritius images/Stefan Hefele: 4ol, 32; Mauritius images/Thomas Ebelt: 43; Mauritius images/Westend61: 16, 101; R_Szatkowski – shutterstock: 30; Reinhard: 98; Ruud Morijn Photographer – shutterstock: 130; sl_photo – shutterstock: 87; StockFood/Castilho, Rua: 61; StockFood/Diez, Otmar: 60; StockFood/Eising Studio – Food Photo & Video: 68, 109; StockFood/Hippel, Regina: 67; StockFood/Küng, Ruth: 27; StockFood/Schindler, Martina: 96; StockFood/Winkelmann, Bernhard: 128; StockFood/Zemgalietis, Maris: 46; Strauß: 45, 66; Tobif82 – Fotolia: 13; Valenta – shutterstock: 80; www.BIGSHOT.at/Christian Jungwirth: 129; www.imago-natura.de: 34, 123, 132; www.wikipedia.org: 31

Grafiken: by-studio – Fotolia: Rahmen; Misu – Fotolia: Hintergrund/Rinde

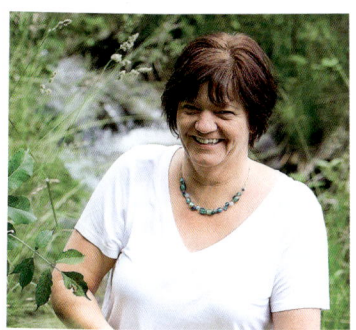

Über die Autorin

Andrea Huber ist Kräuterkundige, Grüne-Kosmetik-Pädagogin und diplomierte Aromapraktikerin aus dem Natur- und Kräuterdorf Irschen in Kärnten. Heimische Bäume, Kräuter und ätherische Öle sind ihr Fachgebiet. Ihr Wissen über die Geheimnisse der Pflanzenwelt vermittelt sie in Seminaren und Workshops. Mehr Infos auch unter www.wilderduft.at.

Impressum

Bibliografische Information der Deutschen Nationalbibliothek

Die Deutsche Nationalbibliothek verzeichnet diese Publikation in der Deutschen Nationalbibliografie; detaillierte bibliografische Daten sind im Internet über http://dnb.d-nb.de abrufbar.

Taschenbuchausgabe des Titels »Die Heilkraft der Bäume«

BLV Buchverlag
GmbH & Co. KG
80636 München

© 2018 BLV Buchverlag GmbH & Co. KG, München

Umschlagfotos:
Vorderseite: Fotolia
Rückseite: Shutterstock (links und Mitte), Fotolia (rechts)

Konzept + Projektbetreuung: Annely Tiedemann
Lektorat: Angelika Sust
Herstellung: Ruth Bost
Layoutkonzept Innenteil und Satz: griesbeckdesign, München

Gedruckt auf chlorfrei gebleichtem Papier

Printed in Germany
ISBN 978-3-8354-1780-9

Hinweis

Das vorliegende Buch wurde sorgfältig erarbeitet. Dennoch erfolgen alle Angaben ohne Gewähr. Weder Autorin noch Verlag können für eventuelle Nachteile oder Schäden, die aus den im Buch vorgestellten Informationen resultieren, eine Haftung übernehmen.

www.facebook.com/blvVerlag

BLV im WEB

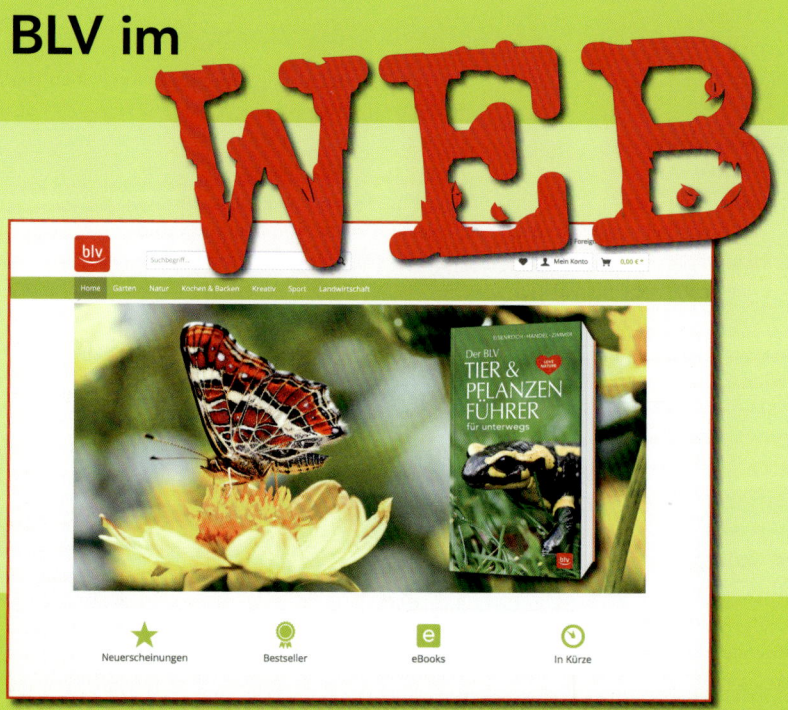

In unserem Webshop warten weit über 500 lieferbare Titel zu den Themen Garten, Natur, Sport, Fitness, Kreativ und Kochen auf Sie.

Surfen Sie doch mal vorbei und bestellen Sie **versandkostenfrei**.

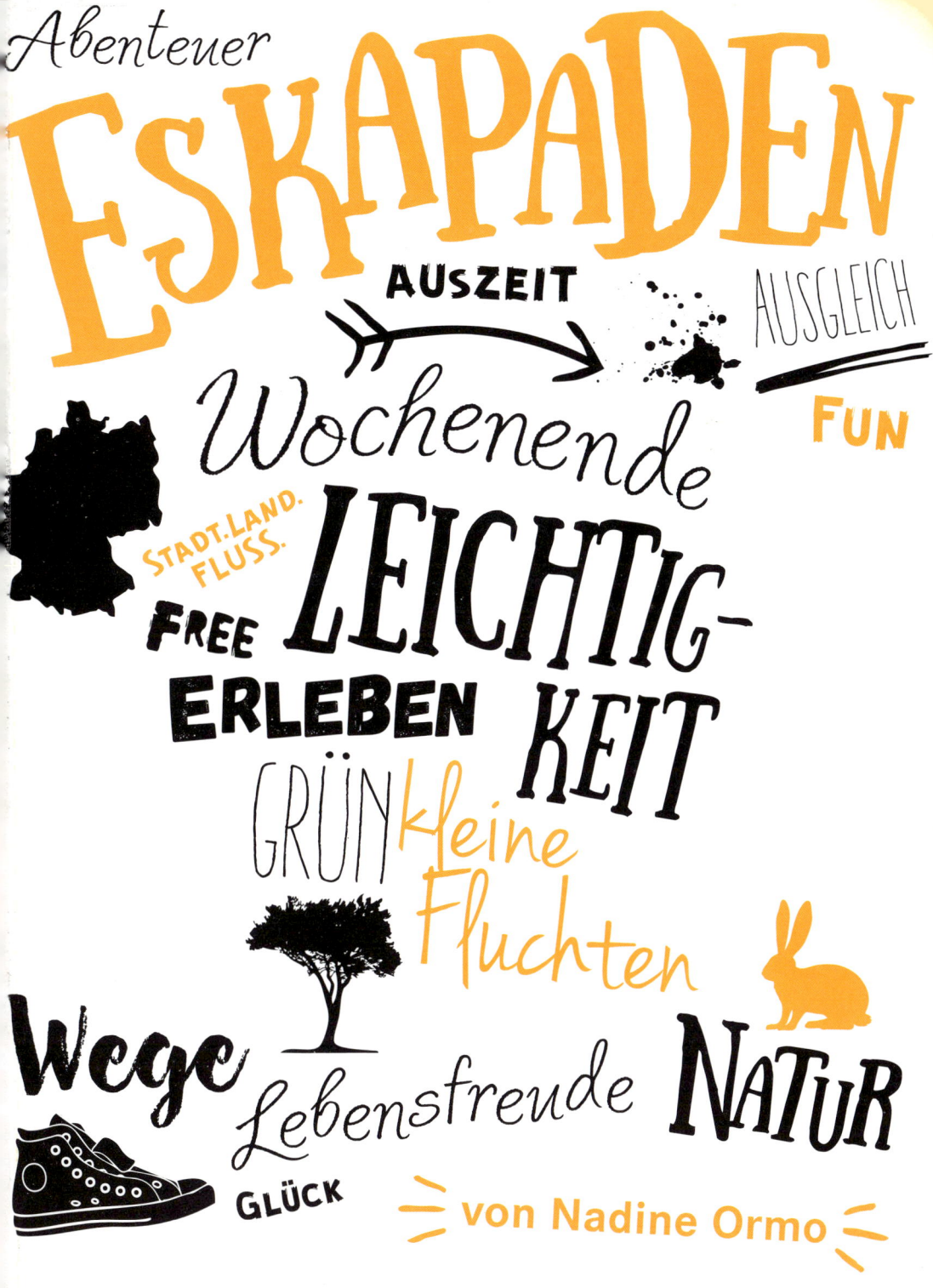